推拿优势病种诊疗常规

主 审　常小荣　房　敏　邵湘宁

主 编　蒋学余

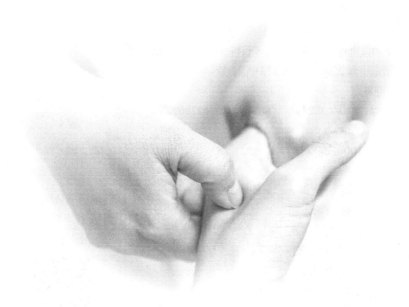

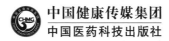
中国健康传媒集团

中国医药科技出版社

内 容 提 要

本书介绍了推拿治疗常见疾病的诊疗常规，分为伤科疾病、内科疾病、妇科疾病、儿科疾病、五官科疾病五篇，共计52个病种。每种疾病以诊断标准、推拿治疗方法为重点内容，配以真人操作图，以图解文，以文说图。本书适合推拿科临床医师、中医药院校学生、中医爱好者以及患者和家属学习、参考。

图书在版编目（CIP）数据

推拿优势病种诊疗常规 / 蒋学余主编 . — 北京：中国医药科技出版社，2022.11
ISBN 978-7-5214-3461-3

Ⅰ . ①推… Ⅱ . ①蒋… Ⅲ . ①推拿 Ⅳ . ① R244.1

中国版本图书馆 CIP 数据核字（2022）第 195548 号

美术编辑　陈君杞
版式设计　也　在

出版　**中国健康传媒集团** | 中国医药科技出版社
地址　北京市海淀区文慧园北路甲 22 号
邮编　100082
电话　发行：010-62227427　邮购：010-62236938
网址　www.cmstp.com
规格　710 × 1000mm $\frac{1}{16}$
印张　$13\frac{1}{2}$
字数　260 千字
版次　2022 年 11 月第 1 版
印次　2022 年 11 月第 1 次印刷
印刷　三河市万龙印装有限公司
经销　全国各地新华书店
书号　ISBN 978-7-5214-3461-3
定价　**56.00 元**

获取新书信息、投稿、为图书纠错，请扫码联系我们。

编委会

主　审

常小荣（湖南中医药大学）　　　　　房　敏（上海中医药大学）

邵湘宁（湖南中医药管理局）

主　编

蒋学余（岳阳市中医医院）

副主编

赵　焰（湖北省中医院）　　　　　　张　玮（江西省中医院）

郭现辉（河南中医药大学）　　　　　李江山（湖南中医药大学）

李铁浪（湖南中医药大学）　　　　　刘　密（湖南中医药大学）

编　委

严　森（岳阳市中医医院）　　　　　齐凤军（湖北省中医院）

周　晶（湖北省中医院）　　　　　　曹必伟（湖北省中医院）

王雪霞（河南中医药大学）　　　　　董　升（河南中医药大学）

周　斌（河南中医药大学）　　　　　王　辉（江西中医药大学）

沈友水（江西中医药大学）　　　　　胡　军（南昌市按摩医院）

付漫娣（岳阳市中医医院）　　　　　刘芝俐（岳阳市中医医院）

赵　曙（岳阳市中医医院）　　　　　何　道（岳阳市中医医院）

唐　波（岳阳市中医医院）　　　　　邓　畅（岳阳市中医医院）

周魁明（岳阳市中医医院）　　　　　赵博峰（岳阳市中医医院）

毛　亮（岳阳市中医医院）　　　　　任　祥（岳阳市中医医院）

刘伟维（岳阳市中医医院）　　　　　吴　淼（湖北省中医院）

余韵扬（湖北省中医院）　　　　　　樊　云（湖北省中医院）

王建业（河南中医药大学）　　　　　桑亚男（河南中医药大学）

陈晓燕（河南中医药大学）　　　　　汤　伟（湖南中医药大学）

袁　欣（湖南中医药大学第一附属医院）

前 言

　　为了规范化、科学化、标准化推拿诊治常见疾病的流程，提高临床医疗质量和医疗水平，同时更好地普及、推广相关推拿诊疗技术，服务于临床，便于临床医生迅速、便捷、有效地掌握推拿科常见疾病的诊治，我们组织了华中地区推拿界有名的专家以及临床一线推拿骨干医生共同编写了这部诊疗常规，同时还邀请到了推拿界大咖级教授担任该书主审，以保证本书的质量。诊疗常规方面的书籍出版较多，但以推拿优势病种、推拿治疗规范为主的诊疗常规的著作则不多见。

　　本书以推拿治疗常见病为主题，主要按伤科疾病、内科疾病、妇科疾病、儿科疾病、五官科疾病5大部分进行编排，其中伤科疾病又分脊柱躯干部病证、上肢部病证和下肢部病证，共计52个病种。每种疾病以诊断标准、推拿治病方法为重点内容。

　　本书主要特点如下：

　　1. 重点介绍推拿治疗常见病的诊疗标准和操作方法。

　　2. 以图解文，以文说图。

　　本书能够得以成书，要感谢我尊敬的博士生导师——湖南中医药大学针灸推拿学院常小荣教授，感谢上海中医药大学房敏院长，感谢参与编书的华中四省的推拿同道们，感谢中国医药科技出版社。

　　时间仓促，书中难免有不足、疏漏之处，望广大同道不吝指教，以便及时订正！

蒋学余

2022 年 7 月

目 录

第一篇 伤科疾病

第二篇 内科疾病

第三篇　妇科疾病

第四篇　儿科疾病

第五篇　五官科疾病

第一篇 伤科疾病

第一章 脊柱躯干部病证

第一节 颈椎病

颈椎病是由于急性损伤或慢性劳损等因素引起颈椎生理曲线改变，颈椎间盘退变，颈椎骨质增生，颈部软组织痉挛或损伤等，导致颈椎内外力平衡失调，刺激或压迫颈神经根、椎动脉、交感神经或脊髓而产生的一系列症状的综合征，又称"颈椎综合征"。本病是中老年人的常见病、多发病，近年来临床资料显示该病的发病明显呈年轻化趋势。本病属中医学"项痹病""眩晕"等范畴。

一、中医常见辨证分型

1. 寒湿侵袭证： 患者多有风寒侵袭病史，局部疼痛以冷痛为主，遇寒冷刺激后加重，伴有畏风恶寒、苔白腻、脉弦紧等表现。

2. 气滞血瘀证： 患者多有外伤或劳损病史，有固定的疼痛点，舌上可见瘀点、瘀斑，脉弦紧。

3. 肝肾亏虚证： 主要表现为颈肩部疼痛，伴腰膝酸软、遗精、月经不调等全身症状。

二、诊断标准

参照 2018 年版《颈椎病的分型、诊断及非手术治疗专家共识》。

（一）颈型颈椎病

（1）患者主诉枕部、颈部、肩部疼痛等异常感觉，可伴有相应的压痛点。

（2）影像学检查结果显示颈椎退行性改变。

（3）除外其他颈部疾患或其他疾病引起的颈部症状。

（二）神经根型颈椎病

（1）具有较典型的神经根症状（手臂麻木、疼痛），其范围与颈脊神经所支配的区域一致，体检示压颈试验或臂丛牵拉试验阳性。

（2）影像学检查所见与临床表现相符合。

（3）除外颈椎以外病变所致的以上肢疼痛为主的疾患（胸廓出口综合征、网球肘、腕管综合征、肩周炎、肱二头肌腱鞘炎及肺尖部肿瘤等）。

（三）脊髓型颈椎病

（1）临床上出现典型的颈脊髓损害的表现，以四肢运动障碍、感觉及反射异常为主。

（2）影像学检查所见有明确的脊髓受压征象，并与临床症状相应。

（3）除外肌萎缩侧索硬化症、椎管内占位、急性脊髓损伤、脊髓亚急性联合变性、脊髓空洞症、慢性多发性周围神经病等。

（四）其他型颈椎病

该分型涵盖既往分型中的椎动脉型、交感型颈椎病。

（1）临床表现为眩晕、视物模糊、耳鸣、手部麻木、听力障碍、心动过速、心前区疼痛等一系列交感神经症状。体检可出现旋颈试验阳性。

（2）影像学表现：X线片可显示节段性不稳定；MRI可表现为颈椎间盘退变。

（3）除外眼源性、心源性、脑源性及耳源性眩晕等其他系统疾病。

三、推拿治疗

1.治疗原则：舒筋活血，解痉止痛，益髓止眩，整复错缝。

2.取穴与部位：风府、风池、缺盆、肩井、肩外俞、天宗、曲池、小海、合谷等穴，颈肩背区域及患侧上肢部。

3.推拿手法：一指禅推、㨰、拿、按揉、拔伸、摇、搓、牵抖、扳等手法。

4.操作方法

（1）基本操作

①松肌法：患者取坐位，医生从风池穴起至颈根部，用拇指指腹与食指指腹对称用力拿捏颈项两旁的软组织，由上而下操作5分钟。再自风府穴沿督脉以一指禅推至大椎穴（图1-1），自风池穴沿脊椎两侧华佗夹脊推至颈根部，并根据症状、累及部位选择在风府、风池、缺盆、肩井、肩外俞、天宗等穴位，用一指禅推法或按揉法操作。时间6~8分钟。

②牵伸法：将两前臂尺侧放于患者两侧肩部，双手拇指顶按在风池穴上方，其余4指及手掌托住下颌部，嘱患者放松，医生前臂与手同时向相反方向用力，牵伸颈项，持续约20秒钟，重复牵伸3~5次。

③屈伸旋转法：医生边牵引边将颈部做前后屈伸及左右旋转运动各5次，幅度由小逐渐加大（图1-2）。

④错缝整复法：治疗颈椎关节突关节偏歪，医生一拇指按于偏歪压痛处，

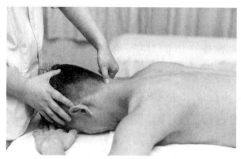

图1-1 一指禅推风府穴

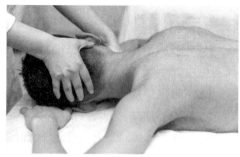

图1-2 屈伸旋转法

用颈椎旋转扳法予以整复（图1-3）；对有颈椎侧弯者，用颈椎侧扳法纠正；对年龄较大患者可采用仰卧位拔伸旋转整复法。

⑤结束手法：摩、揉肩背部，配合拍法操作，以使患者有轻快感为宜。

5. 随症加减

（1）伴有头痛：偏头痛者取风池穴，做直上方向的按揉操作；疼痛局限在耳后部者取风池穴，做外上方的按揉操作；疼痛局限在后枕部者取风府穴，用一指禅推法做重点操作。时间约2分钟。

（2）伴有眩晕：取双侧风池穴，做向内上方向的按揉，取颈臂穴（缺盆穴内1寸），向颈

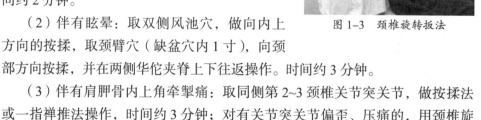

图1-3 颈椎旋转扳法

部方向按揉，并在两侧华佗夹脊上下往返操作。时间约3分钟。

（3）伴有肩胛骨内上角牵掣痛：取同侧第2~3颈椎关节突关节，做按揉法或一指禅推法操作，时间约3分钟；对有关节突关节偏歪、压痛的，用颈椎旋转扳法予以整复。

（4）伴有肩胛间区疼痛或肩及上臂疼痛：取第4~5颈椎两侧关节突关节，用按揉法或一指禅推法重点操作，对有关节突关节偏突、压痛的，用颈椎旋转扳法予以整复。

（5）伴有上肢放射性痛、麻：若痛、麻沿前臂桡侧放射到拇指，取同侧第5~6颈椎旁间隙；若痛、麻放射到拇、食、中及环指桡侧半指，取同侧第6~7颈椎旁间隙；若痛、麻放射到小指及环指尺侧半，取同侧第7颈椎~第1胸椎旁间隙，用一指禅推法或按揉法重点操作。沿上肢放射性痛、麻区域点按曲池、

小海、合谷等穴，搓揉上肢，抖上肢。时间 3~5 分钟。

四、其他疗法

1. 电针：以颈椎病穴（在病变颈椎间隙水平线与后正中线的支点与两侧上下横突的中点连线上，寻找阳性反应点为颈椎病穴）为主穴，另取四神聪、风池（双）、太阳（双）。肝阳上亢型加行间、太冲；风痰上扰型加丰隆、内关；瘀血阻窍型加膈俞、血海；气血亏虚型加足三里。

电针连续刺激，刺激强度以患者能耐受为度，每日 1 次，每次留针 30 分钟，10 次为 1 个疗程。

2. 拔罐：选取大椎、肩井、天宗、颈夹脊，留罐 3~5 分钟，每日 1 次，10 次为 1 个疗程。

3. 耳针：取颈椎、肩、颈、神门、交感、肾上腺、皮质下、肝、肾。每次选 3~4 穴，毫针强刺激，留针 20~30 分钟；亦可用王不留行籽贴压。

4. 穴位注射：选取颈椎病穴，以当归注射液 2ml 进行注射，每天 1 次，10 次为 1 个疗程。

五、预防调护

（1）避免持续长时间低头工作或保持某一姿势太久，注意颈肩部保暖。

（2）睡眠时枕头高低、软硬要适宜，以项后部垫高、垫实，头略后仰为宜，保持颈椎正常生理曲度。

（3）科学使用电脑，鼠标宜近不宜远，宜低不宜高，键盘宜低不宜高，显示屏宜正不宜偏，宜仰不宜直。

（4）常做适合自己的颈部保健操。

按语：本病急性期可配合脱水、活血化瘀药物静脉滴注，以减轻炎症、水肿反应；缓解期应审症求因，对因处理为先，可采用纠正后关节紊乱、错位手法，解除神经血管的压迫、刺激。对有霍夫曼征阳性者，禁用颈部扳法。当出现痉挛性瘫痪和大小便失禁时，建议尽早手术治疗。

第二节　强直性脊柱炎

强直性脊柱炎是以骶髂关节和脊柱附着点炎症为主要症状的疾病。与

HLA-B27呈强关联。某些微生物（如克雷伯菌）与易感者自身组织具有共同抗原，可引发异常免疫应答。强直性脊柱炎属风湿病范畴，病因尚不明确，累及骶髂关节，引起脊柱强直和纤维化，造成不同程度眼、肺、肌肉、骨骼病变，是自身免疫性疾病。本病属中医学"骨痹""肾痹"范畴。

一、中医常见辨证分型

参照"骨痹""肾痹"分为寒湿阻络证、湿热痹阻证、瘀血阻络证、肝肾亏虚证。

1. 寒湿阻络证：骶髂冷痛，酸胀麻木，渐渐加重，转侧不利，静卧痛不减，恶寒畏风，肢体沉重发凉，阴雨天疼痛加重，舌质淡，苔白或腻，脉沉紧或濡缓。

2. 湿热痹阻证：多为急性期，骶髂部疼痛，腿软无力，步履困难，遇温热或阴雨天痛增，痛处伴有热感，活动后痛减，恶热口渴，小便短赤，舌质偏红，苔黄腻，脉濡数或弦数。

3. 瘀血阻络证：骶髂痛如刺，痛有定处，日轻夜重，腰部板硬，俯卧旋转受限，痛处拒按，舌质紫暗，或舌边有瘀斑，脉弦紧或涩。

4. 肝肾亏虚证：多见慢性骶髂痛或反复发作、久治不愈的患者，腰腿酸痛，腿膝无力，喜揉喜按，筋转跟痛，遇劳则甚，休息后缓解，有时伴有耳鸣、重听，舌红少苔，脉弦细数。

二、诊断标准

参照2020年上海科学技术出版社出版的普通高等教育中医药类"十三五"规划教材《中医骨伤科学》。

1. 临床标准

（1）腰和（或）脊柱、腹股沟、臀部或下肢酸痛不适，或不对称性外周寡关节炎，尤其是下肢寡关节炎，症状持续≥6周。

（2）夜间痛或晨僵明显。

（3）活动后缓解。

（4）足跟痛或其他肌腱附着点病。

（5）虹膜睫状体炎现在症或既往史。

（6）强直性脊柱炎家族史或HLA-B27阳性。

（7）非甾体抗炎药（NSAIDs）能迅速缓解症状。

2. 影像学或病理学标准

（1）双侧X线骶髂关节炎≥Ⅲ期。

（2）双侧 CT 骶髂关节炎≥Ⅱ期。

（3）CT 骶髂关节炎不足Ⅱ级者，可行 MRI 检查。如表现软骨破坏、关节旁水肿和（或）广泛脂肪沉积，尤其动态增强检查关节或关节旁增强强度＞20%，且增强斜率＞10%/min 者。

（4）骶髂关节病理学检查显示炎症者。

符合临床标准第 1 项及其他各项中之 3 项，以及影像学、病理学标准之任何一项者，可诊断强直性脊柱炎。

三、推拿治疗

1. 治疗原则：舒筋通络，行气活血，解痉止痛。

2. 取穴及部位：肾俞、命门、腰阳关、腰夹脊、气海俞、关元俞、委中、阳陵泉、承山、昆仑穴等。

3. 推拿手法：㨰、按、揉、点压、弹拨、扳、推、擦等手法及被动运动。

4. 操作方法

（1）患者取俯卧位，医生用深沉有力的㨰法和掌根按揉法在腰背两侧骶棘肌处施术，以缓解肌肉痉挛，时间约 5 分钟（图 1-4）。

（2）在腰背疼痛部位做与肌纤维方向垂直的弹拨，以松解粘连。按揉阿是穴、肾俞（图 1-5）、命门、腰阳关、腰夹脊、气海俞、关元俞等穴，以解痉止痛。时间约 5 分钟。

（3）行腰椎后伸扳法 3~5 次，然后施以腰椎斜扳法，左、右各 1 次，以滑利关节。

（4）有下肢牵掣痛者，在大腿后外侧和小腿外侧用推法、擦法操作，然后拿委中、承山穴（图 1-6），按揉阳陵泉、昆仑等穴，时间 3~5 分钟。

（5）在腰部督脉及两侧膀胱经涂上介质施直擦法，然后再横擦腰骶部，以

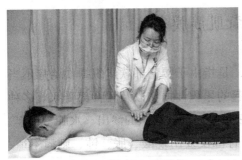

图 1-4　掌根按揉腰骶部

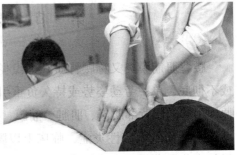

图 1-5　按揉肾俞穴

透热为度，达到改善局部血液循环、温经活络的目的。

四、其他疗法

1.普通针刺：取华佗夹脊、肾俞、关元俞、命门、大椎、身柱、委中等穴位，针刺得气后留针30分钟，可加温针灸。

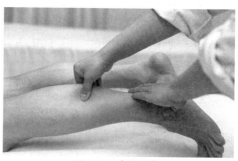

图1-6　拿承山穴

2.中药热敷与离子导入：选用祛风散寒除湿、温经通络外用药物（如寒痹外用方，川乌、桂枝、透骨草、乳香、没药、制延胡索）煎煮成100ml，采用离子导入设备将药物通过低中频电流导入疼痛部位，使用导入的药物控制在37℃左右，每日1次，每次30分钟。

五、预防调护

（1）控制体重，防止过度肥胖，卧硬板床，注意腰部保暖。

（2）避免过劳，不宜剧烈运动，发作时用腰围固定。

（3）适当进行腰部功能锻炼，晨起时双手搓热，直擦腰骶部，以发热为度，再缓慢运动腰部。

按语：推拿的目的在于缓解临床症状，减轻疼痛，增加腰部活动度。推拿治疗的重点部位在腰背部督脉、脊柱两侧膀胱经及腰骶部，用直擦法及横擦法能舒筋活血、通络止痛，可有效缓解症状。对骨质疏松明显、有"骨桥"形成者慎用扳法，以免发生意外。

第三节　腰背肌筋膜炎

腰背肌筋膜炎又称腰背肌纤维织炎，是指由于腰背部软组织损伤治疗不当或不彻底、单一劳动姿势或持久负重引起的累积性损伤以及腰背部受寒等多种原因引起的腰背部肌肉、肌腱、筋膜、韧带等局部软组织的渗出、水肿、粘连、纤维变性而致无菌性炎症，临床上以腰背部反复出现酸、胀、钝、刺痛不适，天气变化及劳累后疼痛加重，有时疼痛可以牵涉臀部甚至大腿后外侧，腰部沉重无力，常常伴随出现腰部活动功能某种程度障碍等症状为主要临床特征。本病以中老年人、体力劳动者多见。

中医认为腰背肌筋膜炎主要是由平素体虚，肾气亏虚，劳累过度，或感风、寒、湿邪，凝滞肌肉筋脉，气血不和，肌肉筋膜拘挛，经络阻滞而致的慢性腰背部痛，在中医学当属"痹证""筋痹""筋伤""腰痛"等范畴。主要病理因素不外乎风寒湿邪、慢性劳损或外伤失治等，经筋痹阻，筋肉失养，最终导致腰背部疼痛等症状的出现。病机可概括为"不通则痛"和"不荣则痛"。

一、中医常见辨证分型

1. 风寒湿阻证：腰部疼痛板滞，转侧不利，疼痛牵及臀部、大腿后侧，阴雨天气加重，伴恶寒怕冷，舌淡，苔白，脉弦紧。

2. 湿热蕴结证：腰背部灼热疼痛，热天或雨天加重，得冷稍减，或活动后减轻，或见发热，身重，口渴，不喜饮，舌红，苔黄腻，脉濡数或滑数。

3. 气血凝滞证：晨起腰背部板硬刺痛，痛有定处，痛处拒按，活动后减轻，舌暗，苔少，脉涩。

4. 肝肾亏虚证：腰部隐痛，时轻时重，劳累后疼痛加剧，休息后缓解，舌淡苔少，脉细弱。

二、诊断标准

（一）中医诊断标准

参照国家中医药管理局 2017 年发布的《中医病证诊断疗效标准》。

（1）可有外伤后治疗不当、劳损或外感风寒等病史。

（2）腰背部酸痛，肌肉僵硬发板，有沉重感，疼痛常与天气变化有关，阴雨天及劳累后可使症状加重。

（3）腰背部有固定压痛点或压痛较为广泛。背部肌肉僵梗，沿骶棘肌行走方向常可触到条索状的改变，一侧或两侧骶棘肌轻度压痛，腰背功能活动大多正常。

（4）X 线摄片检查无阳性征。

（二）西医诊断标准

参照 2009 年中华医学会编著的《临床诊疗指南：骨科分册》。

（1）腰背部、臀部广泛疼痛，常因剧烈活动或寒冷诱发；并具引发放射区，即重压肌筋膜区皮下结节，除在该点有酸胀感外，还可在该点周围或距离稍远区域引发疼痛或肌紧张。

（2）腰部活动受限、肌肉痉挛，腰背部可扪及皮下结节，部分患者有明确部位的疼痛扳机点。

（3）X线检查多无阳性改变。

三、推拿治疗

1.治疗原则：舒筋活血，温经通络，散结止痛，理筋整复。

2.取穴与部位：阿是穴、肾俞、夹脊穴、大肠俞、命门、环跳等穴位，腰骶部及病变节段膀胱经。

3.推拿手法：一指禅推法、𢳂法、按法、揉法、弹拨法、擦法、斜扳法等。

4.操作方法

（1）患者取俯卧位，医者用按揉法、𢳂法在脊柱两侧膀胱经往返交替施术（图1-7），手法宜深沉缓和，时间约5分钟，以舒筋活血，促进渗出吸收。

（2）继上势，医者用掌揉法在病变节段及周围施术，再用双手提拿脊柱两侧骶棘肌数遍（图1-8），然后用掌根推法顺肌纤维方向平推施术，手法宜沉、深透，时间约5分钟，以舒筋活血，温经通络。

（3）继上势，医者用拇指按揉肾俞、夹脊穴、大肠俞、命门、环跳等穴位，再点按病变节段阿是穴，配合弹拨条索状的肌索或硬结，弹拨时手法宜深沉柔和，时间约5分钟，以舒筋活血，散结止痛。

（4）患者取侧卧位，医者对腰段肌筋膜炎患者做腰部斜扳法操作，左、右各1次；对胸背段肌筋膜炎患者做抱颈提胸法操作（图1-9），以理筋整复，纠正关节突紊乱状态。

（5）患者取俯卧位，在脊柱两侧膀胱经涂上介质，医者沿膀胱经走行方向用直擦法，以透热为度。可加用湿热敷，以温经活血，舒筋通络。

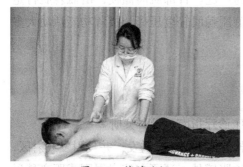

图1-7　𢳂膀胱经

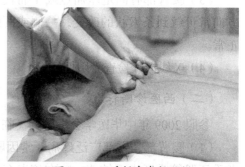

图1-8　双手提拿脊柱两侧

四、其他疗法

1.电针

主穴：肾俞、委中。

随证配穴：风湿型腰痛配阳陵泉、地机、阿是穴；风寒型腰痛配腰阳关、委阳、阿是穴；湿热型腰痛配承山、志室、阳陵泉、膀胱俞、京门；血瘀型腰痛配肝俞、上髎、血海、人中、大椎、支沟、阳陵泉；肾阳虚腰痛配太溪、命门、次髎；肾阴虚腰痛配太溪、志室、承山。

操作：针刺得气后连接电针，每次留针20~30分钟，每日1次。

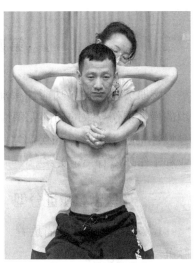

图1-9 抱颈提胸法

2.灸法：在腰背部酸痛点、肾俞、大肠俞予艾灸盒温灸，每次20分钟，每日1次，10次为1个疗程。

3.拔罐：取腰背部酸痛点、肾俞、大肠俞，施坐罐3~5分钟，每日1次，10次为1个疗程。

4.中药熏洗疗法：以中药热熏洗腰背部。以熏洗汤为主方，透骨草、伸筋草、当归尾、寻骨风、川断、海桐皮，根据辨证适当加减。采用自动熏蒸床熏洗患处，温度以患者能耐受为宜。每次30分钟，每日1次，10天为1个疗程。

5.梅花针治疗：将针具及皮肤常规消毒后，手握针柄，针尖对准部位垂直叩打在皮肤上，并立即提起，用力要均匀柔和，叩刺腰部疼痛部位以局部皮肤出现潮红为度，3日1次，3次为1个疗程。

6.穴位注射：交替选取大肠俞、肾俞，用当归注射液2ml进行穴位注射，每日1次。

五、预防调护

（1）注意局部保暖，避免负重劳累或减少长时间弯腰久坐。

（2）加强腰背部功能锻炼，可做悬挂单杠、扩胸运动或飞燕点水等练习。

按语： 平时注意局部保暖，必要时可用腰围加以保护；治疗期间避免脊柱过度屈伸活动，以利于损伤的恢复；急性期卧床休息，减少活动；缓解期应加强腰背肌功能锻炼，有助于巩固疗效。

第四节　腰肌劳损

腰肌劳损又称"功能性腰痛"等，主要指腰背部肌肉、筋膜、韧带等软组织的慢性损伤导致的局部无菌性炎症，从而引起腰背部一侧或两侧弥漫性疼痛，是慢性腰腿痛中常见的疾病之一，多见于青壮年，有时外伤史不明显，常与职业和工作环境有一定关系。

一、中医常见辨证分型

1. 寒湿证：腰部冷痛重着，转侧不利，静卧不减，阴雨天加重，舌苔白腻，脉沉。

2. 湿热证：痛而有热感，炎热或阴雨天气疼痛加重，活动后减轻，尿赤，舌苔白腻，脉濡数。

3. 瘀血证：腰痛如刺，痛有定处，轻则俯仰不便，重则因痛剧不能转侧，拒按，舌质紫暗，脉弦。

4. 肾虚证：腰部酸痛乏力，喜揉喜按，足膝无力，遇劳更甚，卧则减轻，常反复发作。偏阳虚者面色㿠白，手足不温，少气懒言，腰腿发凉，舌质淡，脉沉细。偏阴虚者心烦失眠，咽干口渴，面色潮红，倦怠乏力，舌红少苔，脉弦细数。

二、诊断标准

参照 2016 年人民卫生出版社出版的"十二五"普通高等教育本科国家级规划教材《推拿治疗学》。

（1）有慢性损伤或急性损伤未愈病史。

（2）腰痛以酸胀痛为主，运动功能基本正常，阴雨天或劳累后加重。

（3）X 线片可正常，或有先天性畸形或解剖结构缺陷。

三、推拿治疗

1. 治疗原则：舒筋通络，温经活血，解痉止痛。

2. 取穴与部位：三焦俞、肾俞、气海俞、大肠俞、关元俞、膀胱俞、志室、秩边及腰臀部。

3. 推拿手法：㨰、按、揉、点压、弹拨、擦法及被动运动。

4. 操作方法

（1）循经揉法：患者俯卧，医者先用深沉而柔和的㨰法、揉法沿两侧足太阳膀胱经从上向下施术 5~6 遍（图 1-10），然后用掌根在痛点周围按揉 1~2 分钟。

（2）穴位按压：医者以双手拇指依次按揉两侧三焦俞、肾俞、气海俞、大肠俞、关元俞、膀胱俞、志室、秩边等穴位，以酸胀为度，从而达到提高痛阈、解痉止痛的目的。

（3）腰部斜扳法：患者取侧卧位，医者与患者面对面，施腰部斜扳法（图 1-11），左、右各 1 次，再取仰卧位，做屈髋屈膝被动运动（图 1-12），以调整腰椎后关节紊乱。

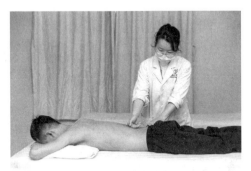

图 1-10　㨰膀胱经

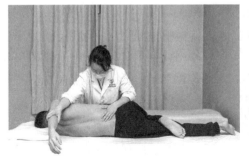

图 1-11　腰部斜扳法

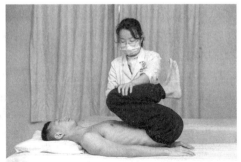

图 1-12　屈髋屈膝被动运动

（4）活血通络法：患者取俯卧位，医者用掌擦法直擦腰背两侧膀胱经，横擦腰骶部，以透热为度，达活血通络之目的。最后用桑枝棒拍击腰骶部，结束治疗。

上述推拿方法每次治疗 10~20 分钟，以患者耐受为度，每日 1 次，并配合功能训练。

5. 功能训练具体操作

（1）挺腰训练：训练时臀部不离开床面，维持 3~5 秒，还原，重复 5~15 次，避免腰椎过屈或过伸的动作，以不加重腰部疼痛为度，每日 2~3 次。

（2）腰背肌训练法：以"桥式"和"飞燕式"训练为主，动作到位后维持

5~10 秒，20 次 / 组，2~3 组 / 日。

（3）腹肌训练法：以"仰卧抬腿"训练为主，动作到位后维持 5~10 秒，20 次 / 组，2~3 组 / 日。

（4）腹肌协同训练法：如"卧虎扑食式""青龙探爪式""打躬势"等，10~20 次 / 组，2~3 组 / 日。

四、其他疗法

1. 普通针刺配合其他外治法：取腰痛点、后溪穴强刺激，另取双侧气海穴、大肠俞、关元俞、秩边、肾俞、次髎、华佗夹脊、环跳、委中等穴，得气后留针 20 分钟。辨证施治如下。

（1）寒湿证：针刺用泻法，配腰阳关；可用温针灸或隔姜灸肾俞，1~3 壮为宜；也可拔罐治疗，重点部位为腰骶关节、第 3 腰椎横突等处，留罐 10~15 分钟，或走罐 3~5 次。

（2）湿热证：针刺用泻法，配小肠俞。

（3）瘀血证：针刺用泻法，配膈俞、昆仑；可配刺络拔罐，痛点处用三棱针点刺放血后拔罐，留罐 10~15 分钟。

（4）肾虚证：针刺用补法，肾阴虚配志室，肾阳虚配命门；可用温针灸或隔附子饼灸肾俞，以 1~3 壮为宜。

2. 中药汤剂

（1）寒湿证

治法：温阳散寒，温经化湿。

推荐方药：羌活胜湿汤加减。羌活、独活、藁本、防风、川芎、甘草、蔓荆子等。

（2）湿热证

治法：清利湿热，通脉止痛。

推荐方药：三妙汤合四物汤加减。苍术、黄柏、牛膝、白芍、当归、熟地黄、川芎等。

（3）瘀血证

治法：活血化瘀，通络止痛。

推荐方药：身痛逐瘀汤加减。当归、川芎、桃仁、红花、没药、五灵脂、地龙、香附、牛膝等。

（4）肾虚证

治法：补益肝肾，濡养筋脉。

推荐方药：偏阴虚者左归饮加减。熟地黄、山药、枸杞子、山茱萸、菟丝子、茯苓、牡丹皮、桑寄生、龟甲、牛膝、泽泻等。偏阳虚者右归饮加减。熟地黄、山药、枸杞子、山茱萸、菟丝子、茯苓、桑寄生、牛膝、熟附子、杜仲、肉桂、淫羊藿等。

3. 针刀治疗：患者取适当体位，使腰背臀部充分暴露并平稳以利于操作。在病变部位找取紧张点、粘连点，及在周围附着肌肉的条索、硬结、压痛处取 4~6 点作为进针点。按外科手术要求常规消毒，术者带无菌手套，铺无菌巾。局部麻醉，用 3 号或 4 号小针刀于上述治疗点，按针刀闭合性手术的四步进针规程，刀口线与神经、血管、肌纤维方向平行，针刀垂直于皮肤进针，用针刀闭合松解，手法以横行摆动、纵向切割为主。操作要求轻巧、准确，中病即止；注意控制针刀刺入的深度，以免误伤。术毕按压后贴创可贴，再施以斜扳手法。7 天治疗 1 次。

4. 中药熏蒸：用艾绒 120g，川花椒 3g，透骨草 30g。上述药置于熏蒸床中熏蒸，每次 20 分钟，每日 2 次，10 日为 1 个疗程。

5. 物理治疗

（1）短波或微波

急性发作期：并置法于痛区，无热量或微热量，每次 8~10 分钟。

慢性缓解期：并置法于痛区，温热量，20 分钟。

（2）电疗或干扰电治疗：采用中频电治疗仪，交叉并置安放两对电极板贴片，电流达到患者有麻、刺感觉，以患者能耐受为宜，每次 20 分钟。

五、预防调护

（1）在日常生活和工作中，注意姿势正确，尽可能变换体位，勿使过度疲劳。

（2）宜睡硬板床，同时配合牵引及其他治疗，如湿热敷、熏洗等。

（3）加强腰背肌肉锻炼，注意局部保暖，节制房事。

按语：腰肌劳损是一种动静力性损伤，主要由腰肌疲劳过度所致，大多发生于姿势不良或长期从事弯腰和负重劳动者，引起腰背部肌肉和筋膜劳损。也可因先天畸形和肾虚而致。推拿治疗本病有较好疗效，但关键是要消除致病因素，即改变原来的腰部超负荷现象，才能达到满意的治疗效果。

第五节　第三腰椎横突综合征

第 3 腰椎是腰椎活动的中心，横突最长，其尖端易受外力影响出现损伤，如因急慢性损伤出现腰痛及下肢疼痛、腰部活动障碍等症状，称为第三腰椎横突综合征。腰肌劳损患者中，表现为第三腰椎横突综合征者较多见。本病多见于体型瘦长的青年人。本病属于中医"伤筋"范畴，中医学对腰痛病有着丰富的理论与临床实践经验。

一、中医常见辨证分型

1. 寒湿腰痛证：其疼痛以冷痛重着为主，伴腰部活动不利，痛处喜温，得热痛减，遇寒加重，舌苔白腻而润，脉沉紧或沉迟。

2. 肾虚腰痛证：疼痛以酸软为主，喜揉喜按，腿膝无力，遇劳加重，得卧则减，常反复发作。肾虚分阴阳，其全身伴随症状虽有所不同，然腰痛症状却无明显差异。虽症状相似，但舌脉不同，偏阳虚者，舌淡，脉沉细；偏阴虚者，舌红少苔，脉弦细。

3. 湿邪停滞证：疼痛酸楚沉重，易与寒热之邪合而为病，舌质淡，苔厚腻，脉濡滑。

4. 湿热腰痛证：疼痛以灼热、牵扯痛、痛感剧烈为主，遇冷痛减，遇热常加重，排便困难，小便色黄赤，心烦，口渴不欲饮，自觉身热，微汗出，舌红，苔黄腻，脉濡数或弦数。

5. 瘀血腰痛证：多因跌损所致，针刺样疼痛，疼痛剧烈，痛处固定、拒按，日轻夜重，活动受限，亦可表现为酸胀疼痛，大便色黑，小便清，舌质隐青或有瘀斑，脉多弦涩或细数。

二、诊断标准

参照 2020 年上海科学技术出版社出版的普通高等教育中医药类"十三五"规划教材《中医骨伤科学》。

（1）多有轻重不同的腰部外伤或慢性劳损史。

（2）腰部疼痛，晨起、弯腰时疼痛加重，有时向下放射至膝部。

（3）第 3 腰椎横突尖部压痛明显，并可触及纤维化的软组织硬结。腰部活动受限，直腿抬高试验阴性，少数患者呈阳性，但加强试验阴性。

（4）X线检查可见第3腰椎横突过长或左右不对称。

三、推拿治疗

推拿手法有通络活血、祛风散寒、补益脏腑的作用，本病病因病机总属气血不通，经络不荣，推拿手法不仅可以理筋、整骨、复脉，使腰府经络气行血畅，还可以调理脏腑功能，增强机体正气，驱邪外出，顾护腰府。

1. 治疗原则：活血通络，补肾强腰。

2. 取穴与部位：环跳、风市、委中、足三里、阳陵泉、肾俞、大肠俞等穴位，以臀部及大腿后外侧、小腿外侧等部位为主。

3. 推拿手法：㨰法、按揉法、一指禅、拨法、推法、斜扳法等。

4. 操作方法

（1）患者取俯卧位，医师站于一侧，以按揉法和㨰法分别作用于患侧臀部及大腿后外侧、小腿外侧3遍，配合点按环跳、风市、委中、足三里、阳陵泉穴，以酸胀为度；患者取仰卧位，医师站于一侧，以手掌按揉大腿内收肌，结合"4"字形被动运动，在内收肌部位施以㨰法。

（2）患者取俯卧位，医师站于一侧，先在第3腰椎横突周围施以柔和的㨰、按、揉法3分钟，配合点按肾俞、大肠俞穴，以酸胀为度。随后做与条索状硬结垂直方向的弹拨数次，手法由轻到重，由浅入深，要柔和深透，并配合揉法进行操作，以手下感觉硬结松解为度。

（3）患者取俯卧位，医师站于一侧，沿腰部两侧膀胱经施㨰、揉法3分钟，配合腰部后伸等被动运动3次，最后以小鱼际擦法直擦背部两侧骶棘肌，以透热为度。

四、其他疗法

1. 电针：以肾俞、大肠俞、阿是穴、委中为主穴，瘀血阻证多加膈俞；风寒或寒湿阻络证多加曲池，并可施以温针灸以祛风散寒除湿；湿热痹阻证加大椎；肝肾亏虚证多加肝俞等。

选取以上穴位，针刺得气后连接电针，每次留针20~30分钟，每日1次。

2. 针刀治疗：患者取俯卧位，腹部垫高枕暴露腰背部皮肤。定点：平腰3、4棘突间隙，旁开约4横指，即在骶棘肌外侧缘，重按时压痛明显，并可触及一硬结，即为腰3横突尖部，用龙胆紫定点标记。

定点局部常规消毒，铺无菌洞巾，取3号针刀，刀口线与人体纵轴线平行，针体与人体矢状面成45°角向内缓缓刺入，刀口接触的骨面即为腰3横突背面，将刀口渐移至横突尖部，在横突尖部上缘、外缘、下缘行半圆形切开（注意刀口不离骨面），再在横突背面行横行剥离，觉针下松动即出针，按压针孔片刻，敷创可贴。休息 1 周后进行下一次治疗，1~2 次为 1 个疗程。

3. 穴位注射：穴位注射常用复方当归注射液 2ml+ 地塞米松磷酸钠注射液 0.5ml，在病变局部阿是穴或是附近的腧穴，如肾俞（左右）、气海俞（左右）、大肠俞（左右）、关元俞（左右）等穴位进行注射，每次选取 2 个穴位，每日 1 次。

4. 中药汤剂：中草药作为我国特色治疗药物，留有神农尝百草的神话传说，在自古以来的疾病治疗中，有着举足轻重的地位。《神农本草经》中明确记载了许多治疗腰痛的药物，如桑寄生、桑螵蛸、鹿肉胶等；《备急千金要方》《金匮要略》《外台秘要》中记载了如独活寄生汤、八味肾气丸、肾沥汤等许多治疗腰痛的处方；叶天士《临证指南医案》提到："劳力感湿，腰痹酸痛，四肢乏力。生杜仲、生苡仁、沙苑子、茯苓、粗桂枝木、金毛狗脊、晚蚕沙、木防己。"可见古人对腰痛用药临床经验丰富。现代中医通常经过辨证，予以祛风散寒、活血通络、补肾壮腰的治疗处方。具体辨证用药如下。

（1）肾虚腰痛证

治法：补肾强腰。

推荐方药：肾气丸加减。

肾阳虚证治以温补肾阳，方用补肾活血汤加减；肾阴虚证治以滋补肾阴，方用知柏地黄丸加减。

（2）寒湿腰痛证

治法：散寒除湿，温补肾阳。

推荐方药：甘姜苓术汤加减。

（3）瘀血阻滞证

治法：活血化瘀，行气止痛。

推荐方药：地龙散加味。

（4）寒湿腰痛证

治法：宣痹，温经，通络。

推荐方药：独活寄生汤加减。

5. 封闭治疗：在第 3 腰椎横突处行封闭治疗，可取 0.2% 利多卡因 1ml、泼尼松龙 1ml、0.9% 氯化钠注射液 3ml 配置混悬液，适量注射。

五、预防调护

（1）对于腰部急性损伤要及时医治。

（2）注意纠正不良姿势。

（3）腰部可束腰带以资护腰；宜睡硬板床。

（4）保暖，避免疲劳。

按语：第三腰椎横突综合征好发于青壮年体力劳动者，是腰痛或腰腿痛患者常见的一种疾病，西医在此病治疗上，多使用止痛药、非甾体类抗炎药等缓解疼痛，虽然能够有效缓解症状，但其长期疗效不尽如人意，停药后病情极易反复，因此在临床治疗中，要注意做好对于患者的宣教，让患者保持一个正确的站坐姿，并以腰椎常用穴位为主进行推拿、电针等治疗，以此来活血通络，消肿止痛，改善局部微循环，消炎止痛。

第六节　腰椎骨质增生

随着年龄的增长，机体各组织细胞的生理功能也逐渐衰退老化，退化的椎间盘逐渐失去水分，椎间隙变窄，纤维环松弛，向周边膨出，椎体不稳，纤维环在椎体边缘外发生撕裂，导致髓核突出，将后纵韧带的骨膜顶起，其下面产生新骨，形成骨刺或骨质增生。

一、中医常见辨证分型

1. 寒湿阻络证：腰痛明显，转侧不利，下肢一侧或者双侧出现麻木疼痛，阴雨天症状加重，受热痛减，遇寒加重，舌质淡，苔白腻，脉沉弦或沉紧。

2. 湿热阻络证：腰部热痛，下肢双侧或者一侧疼痛，疼痛的部位并伴有灼热麻木感，夏季、长夏季节尤为常见，口苦，小便黄赤，舌质红，苔黄腻，脉濡数或弦数。

3. 瘀血阻络证：腰部和下肢一侧或者双侧疼痛，呈刺痛感，夜晚痛甚，活动时加重，舌质暗紫，舌面可出现瘀斑，脉沉涩。

4. 肾阳亏虚证：腰部酸软疼痛，下肢一侧或者双侧出现隐隐作痛感，喜揉喜按，得温痛减，劳累加重，四肢欠温，小便清长，舌淡，苔薄白，脉沉弱无力，尺部尤甚。

5. 气血不足证：腰痛绵绵，下肢一侧或者双侧麻木疼痛，伴腰部、双下肢酸软无力，过度劳累则疼痛加重，气短乏力，面色苍白，食欲不佳，舌淡，苔薄白，脉沉弱无力。

二、诊断标准

参照 2019 年吉林科学技术出版社出版的《骨质增生症的诊断与治疗》。

（1）腰痛：初期多为钝痛，或为僵硬酸痛，晨起较重，活动后减轻，但活动稍久疼痛反而加重。中年以上发病，病程长，腰痛时轻时重，往往因天气变化、疲劳等因素诱发或加重。部分患者腰痛可牵扯至臀部及大腿后侧，并出现下肢麻木、感觉迟钝。

（2）检查见腰椎生理前突减小或消失，弯腰受限，可有局部压痛或无局限性压痛点，下肢后伸试验常呈阳性，有叩击痛，但叩击后又反觉舒适。

（3）X 线片显示，腰椎生理前凸弧度改变，关节间隙狭窄，软骨下骨板致密，椎体边缘可见唇样骨质增生或有骨刺形成，甚则形成骨桥。骨赘可发生于任何腰椎椎体的边缘，但以腰 4 发生率最高，其次是腰 3 和腰 5，就每一椎体边缘来讲，相邻上位腰椎的前下缘、下位腰椎的前上缘较多，后缘较少。骨赘在离椎体边缘 1mm 处向外平伸者，称为牵拉骨赘，为椎间不稳、纤维环表层受牵拉所致；另一种骨赘自椎体边缘弧形向外生长者称爪形骨赘。

Nathan 氏将椎体骨赘分为 4 度。

Ⅰ度，骨边缘为孤立的增生点，密度增高，略有突起。

Ⅱ度，骨赘较大，有水平突起。

Ⅲ度，骨赘成鸟嘴状，末端呈弧形。

Ⅳ度，相邻椎体骨赘融合成骨桥。

三、推拿治疗

1. 治疗原则：舒筋通络，活血止痛，理筋整复。

2. 取穴与部位：在背部、大腿部等皮肉丰富处进行推拿治疗，以大肠俞、气海俞、肾俞、关元俞、环跳、阳陵泉等穴作为着力点。

3. 推拿手法：㨰法、按揉法、一指禅、拨法、推法、斜扳法等。

4. 操作方法

（1）患者取俯卧位，医者站于一旁，以㨰法、按揉法分别施于患者背、腰、臀部及双下肢，自上而下往返 5~6 次，然后重点按揉患部；继以一指禅推揉双侧肾俞、大肠俞及阿是穴，每穴约 1 分钟；在患者脊柱两侧，沿膀胱经，用拇指或掌根做理筋弹拨，往返 4~5 次，在痛点局部，或结节条索状反应物上加重弹拨，以患者肌肉放松为度；沿膀胱经自上而下用掌根推 3~5 遍。

（2）患者取侧卧位，先患侧向上，患侧下肢屈曲，健侧下肢伸直，术者一手或肘关节按住患者肩前，一肘抵住髂骨翼后侧，相对用力做斜扳法；然后健侧向上，再做斜扳法。

四、其他疗法

1. 穴位注射：选取肾俞（左右）、气海俞（左右）、大肠俞（左右）、关元俞（左右）等穴位，施以穴位注射，每次选取 2 个穴位，以上 8 个穴位交替使用，每日 1 次；穴位注射用药为复方当归注射液 2ml+ 地塞米松磷酸钠注射液 0.5ml。

2. 灸法：灸法主要是借灸火的热力给人体以温热性刺激。选穴如下。

第 1 组：肾俞（左）、肾俞（右）。

第 2 组：气海俞（左）、气海俞（右）。

第 3 组：大肠俞（左）、大肠俞（右）。

第 4 组：关元俞（左）、关元俞（右）。

针刺后，选取上述穴位，2 个穴位为 1 组，将艾炷置于针柄上，点燃艾炷施灸，每次选取 1 组穴位，以上 4 组穴位交替使用，每日上午、下午各 1 次。

3. 电针：电针是针刺得气后通以微量电流，利用针和电两种刺激结合，以防治疾病的一种方法。选穴如下。

第 1 组：肾俞（左）、肾俞（右）。

第 2 组：气海俞（左）、气海俞（右）。

第 3 组：大肠俞（左）、大肠俞（右）。

第 4 组：关元俞（左）、关元俞（右）。

针刺得气后连接电针，每 4 个穴位为 1 组，4 组 / 次，每次留针 20~30 分钟，每日 1 次。伴有下肢麻木、疼痛者加环跳、阳陵泉、昆仑、委中诸穴。

4. 温针灸：患者取俯卧位，主穴取关元俞、气海俞、肾俞、命门、小肠俞等，若伴有下肢痛等情况，再选取太溪、阳陵泉，对上述穴位进行常规消毒后，常规针刺，使用长度为 1cm 的艾条置于针柄上温灸，留针 20 分钟。

5. 三棱针挑刺法：患者俯坐于椅子上，充分暴露阳性反应点皮肤，医者用指甲向一阳性反应点处做"十"字形按压，常规消毒，反应点处用 2% 的利多卡因做局部麻醉。用三棱针挑断皮下部分纤维组织，然后局部消毒，覆盖敷料，胶布固定，7 天挑刺 1 次。

6. 中药汤剂

（1）寒湿阻络证

治法：祛寒除湿，通络止痛。

推荐方药：祛寒通络汤。鸡血藤、黄芪、威灵仙、薏苡仁、怀牛膝、当归、川芎、干姜、独活、九香虫、炙甘草。

（2）湿热阻络证

治法：清热除湿，通络止痛。

推荐方药：四妙汤加减。薏苡仁、威灵仙、黄柏、怀牛膝、独活、当归、秦艽、木瓜、川芎、豨莶草、生甘草。

（3）瘀血阻络证

治法：理气活血，通络止痛。

推荐方药：血府逐瘀汤加减。鸡血藤、白芍、威灵仙、当归、川芎、怀牛膝、伸筋草、续断、杜仲、九香虫、红花、生甘草。

（4）肾阳亏虚证

治法：温补肾阳，通络止痛。

推荐方药：四逆汤加味。附子、鸡血藤、威灵仙、干姜、淫羊藿、杜仲、巴戟天、怀牛膝、川芎、九香虫、炙甘草、细辛、蜈蚣。

（5）气血不足证

治法：补气活血，通络止痛。

推荐方药：八珍汤加减。黄芪、鸡血藤、党参、威灵仙、白芍、白术、当归、川芎、淫羊藿、怀牛膝、九香虫、陈皮、炙甘草。

五、预防调护

（1）不要做弯腰用力的动作，注意劳动姿势，避免长久弯腰和过度负重，以免加重病情。

（2）急性发作期尽量卧床休息，疼痛缓解后也要注意适当休息，不要过于劳累，以免加重疼痛。

（3）多食用含钙量高的食物，如牛奶、奶制品、虾皮、海带、芝麻酱，豆制品也含有丰富的钙，经常吃也有利于钙的补充，注意营养结构合理。

（4）避免长期剧烈运动。长期、过度、剧烈的运动或活动是诱发腰椎骨质增生的基本原因之一。过度的运动使腰椎关节面受力加大，磨损加剧。长期剧烈运动还可使骨骼及周围软组织过度地受力及牵拉，造成局部软组织的损伤和骨骼受力不均，从而导致腰椎骨质增生。

按语：腰椎骨质增生的发生除随年龄变化以外，也与腰椎是否长期过度屈伸及负重损伤等因素有关，增生的骨质刺激周围组织使其发生无菌性炎症、水肿而表现出疼痛，因此，在进行治疗时，应以消除周围炎症、水肿为法，手法用力适当，不可过重，当病情严重影响患者的生活质量时，应采取手术治疗。

第七节 腰椎间盘突出症

腰椎间盘突出症是由于腰椎间盘逐渐退变，再加外力、劳损因素，导致纤维环破裂，髓核从破裂处突出或脱出，压迫腰神经根或马尾神经等软组织，而出现腰骶部酸痛、下肢疼痛、麻木甚至肌肉瘫痪等一系列临床症状的病症。

一、中医常见辨证分型

依据症状及四诊合参分为寒湿阻络证、湿热痹阻证、瘀血阻络证、肝肾亏虚证。

1. 寒湿阻络证：腰腿冷痛，酸胀麻木，渐渐加重，转侧不利，静卧痛不减，恶寒畏风，肢体沉重发凉，阴雨天疼痛加重，舌质淡，苔白或腻，脉沉紧或濡缓。

2. 湿热痹阻证：多为急性期，腰部疼痛，腿软无力，步履困难，遇温热或阴雨天痛增，痛处伴有热感，活动后痛减，恶热口渴，小便短赤，舌质偏红，苔黄腻，脉濡数或弦数。

3. 瘀血阻络证：腰腿痛如刺，痛有定处，日轻夜重，腰部板硬，俯卧旋转受限，痛处拒按，舌质紫暗，或舌边有瘀斑，脉弦紧或涩。

4. 肝肾亏虚证：多见于慢性腰痛或反复发作、久治不愈的患者，腰腿酸痛，腿膝无力，喜揉喜按，筋转跟痛，遇劳则甚，休息后缓解，有时伴有耳鸣、重听。偏阳虚者少腹拘急，畏寒肢冷，面色苍白，或面目、下肢浮肿，气短语怯，精神萎靡，自汗便溏，或有阳痿早泄，妇女带下清稀，舌质淡，脉沉细；偏阴虚者心烦失眠，头晕目眩，口干舌燥，面色潮红，倦怠乏力，便秘尿赤，多梦或遗精，妇女带下色黄味臭，舌红少苔，脉弦细数。

二、诊断标准

参照 2020 年中华医学会骨科学分会制定的《腰椎间盘突出症诊疗指南》。

1. 症状

（1）放射性神经根性痛。

（2）受累神经根支配的肌肉无力和（或）神经支配区感觉异常。

（3）可伴有急性或慢性腰背部疼痛，腰部活动受限或代偿性侧凸。

（4）儿童及青少年腰椎间盘突出症患者常表现为腘绳肌紧张。

（5）马尾综合征。

2. 体征

（1）受累神经根支配的运动和（或）感觉障碍，腱反射减弱。

（2）神经牵拉试验阳性，主要包括股神经牵拉试验、直腿抬高试验、对侧直腿抬高试验、Laseque 征和对侧 Laseque 征。

（3）腰椎局部压痛，腰部活动受限，椎旁肌紧张或痉挛。

（4）马尾综合征可出现会阴部感觉障碍，肛门括约肌无力及松弛。

3. 辅助检查

（1）X 线：X 线片在判断脊柱骨结构及序列变化上较其他影像学方法有诸多优势，提示椎间盘突出方面的间接征象有局部不稳、椎间隙变窄、代偿性侧凸、牵张性骨赘等，但不能直接显示腰椎间盘突出，因此无直接诊断意义，不能作为诊断腰椎间盘突出症的方法。

（2）CT：CT 及三维重建方法可提高腰椎间盘突出症的检出率。CT 较 X 线片可以更好地观察骨性结构，但对神经、椎间盘等软组织的分辨率较差，较难分辨椎间盘与神经根的关系（1 级推荐）。

（3）MRI：MRI 为腰椎间盘突出症首选的影像学检查手段。与 CT 相比具有优势，无放射性损害，可评估椎间盘退变情况，更好地观察突出椎间盘与神经根的关系，但对骨性结构压迫的分辨能力较低。

4. 腰椎间盘突出症的区域定位：根据椎间盘突出的病理和程度（CT 或 MRI），突出椎间盘组织在矢状面、水平面和冠状面均有相应的位置。

对腰椎矢状面结构，MRI 区域定位较 CT 区域定位更具优势。普通 CT 扫描多局限于椎间盘层面，可遗漏在椎间盘层面以外椎管内椎间盘组织的图像（如 Ⅱ层面或Ⅲ层面），此时应行腰椎 MR 或 CT 三维重建检查。区域定位可反映不同病理类型、不同严重程度的椎间盘突出的精确定位诊断，为治疗方法的选择和手术的实施提供参考。

5. 脊髓造影、椎间盘造影：对体内有特殊金属内植物（如心脏起搏器）无法行 MRI 检查的患者，可行脊髓造影、CT 脊髓造影（computer tomography myelography，CTM）间接观察神经受压。脊髓造影、CTM 对有腰椎手术史的患者更有优势。在诊断腰椎间盘源性腰痛、症状体征与影像学不符的病例以及腰椎间盘突出症再手术的术前计划制定时，可行椎间盘造影、CT 椎间盘造影（computer tomographu discography，CTD）辅助诊断和手术策略制订。

6. 选择性神经根造影、神经根阻：选择性神经根造影、神经根阻滞可用于诊断及治疗的目的。在诊断方面常用于以下情况，不典型的坐骨神经痛、影像学与症状体征不相符、多节段椎间盘突出明确责任间隙、腰椎手术失败后治疗计划的制定等。

7. 神经电生理检查：神经电生理检查时腰椎间盘突出症的诊断具有实用价值，可以在影像学证据的基础上进一步证实神经根损害的存在。

腰椎间盘突出症为临床诊断名词，是在腰椎间盘退变、损伤的病理基础上发生椎间盘局限性突出，刺激和（或）压迫神经根、马尾而表现出腰痛、神经根性疼痛、下肢麻木无力、大小便功能障碍等；患者具有腰椎间盘突出症相应的病史、症状、体征及影像学表现，且影像学与神经定位相符，可诊断为腰椎间盘突出症。

三、推拿治疗

1. 治疗原则：舒筋通络，活血止痛，理筋整复。

2. 取穴与部位：以督脉、膀胱经为主，主要可选取腰阳关、肾俞、居髎、大肠俞、环跳、承扶、委中、承山、阳陵泉、绝骨、昆仑、阿是穴及腰臀、下肢后外侧。

3. 推拿手法：一指禅推、擦法、按揉、拔伸、牵抖、扳法、踩跷等手法。

4. 操作方法

（1）松解法：患者取俯卧位，医生用一指禅推、擦、按、揉手法在患者脊柱两侧膀胱经及臀部和下肢后外侧施术，以腰部及患侧为重点，时间约5分钟。然后双手掌重叠用力，沿脊柱自上而下按压至腰骶部，重复2~3遍。

（2）通络法：用拇指或肘尖点压腰阳关（图1-13）、肾俞、居髎、大肠俞、环跳、承扶、委中、承山、阳陵泉、绝骨、昆仑及阿是穴，时间约5分钟。

（3）拔伸法：在助手配合拔伸牵引（图1-14）的情况下，医生用拇指顶推或肘尖按压患处，与突出物方向相反用力，时间约3分钟。

（4）三维正骨推拿

A 矢状轴位（X）正骨手法如下。

①棘突冲击法：通过对隆起的棘突向下冲击式挤压，修正上下关节突的前后方向的移位。

②松解椎间盘手法

a.侧卧位旋转扳法，以扳左侧为例说明。患者右侧在下，左侧在上，医者面向患者，左手置于患者左肩上，以上一棘突为定点，右手触及其腰椎间盘突

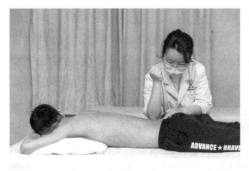
图 1-13　肘按腰阳关

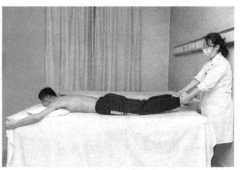
图 1-14　拔伸牵引

出间隙之下一棘突，作为动点，右肘置于左侧臀部上，双手向相反方向用力旋转腰椎至其最大旋转范围，右肘向医者右胁内下方发力，给一瞬时策动力，听到"喀嚓声"为手法成功。再以同样方法，旋扳右侧，为手法完成。

b.俯卧位旋转扳法，以扳右侧为例说明。患者取俯卧位，术者立于患者左侧，左手以椎间盘突出间隙上一棘突为定点，右手抓握患者右膝上端，以椎间盘突出间隙下一棘突为动点，右手发力，向左肩方向拉伸患者右大腿至最大范围，给一瞬时力，听到"喀嚓声"，提示手法成功。再换另一边操作，完成手法。

c.坐位旋转扳法，以向右侧扳为例说明。患者取坐位，双腿夹坐在按摩床一端，双手抱头，腰稍屈，术者立于患者身后，左手抵住椎间盘突出间隙下一棘突为定点，右手从患者腋下穿过，抓握患者左肩膀，嘱患者放松，以上一棘突为动点，右手发力向右旋转患者身体到最大范围，给一瞬时力，听到"喀嚓声"提示手法成功，再换一侧旋转，完成操作。

B 冠状轴位（Y）正骨手法如下。

①腰椎过伸复位法，通过拉伸腰椎前纵韧带，促使椎间盘向前方移位，减轻对后纵韧带的压力，缓解椎管内压力。

②腰椎过屈复位法，通过拉伸黄韧带，对椎孔扩容，减轻对神经根的刺激，促使松弛的椎间盘环紧张而使脱出的髓核回吸，均可减轻对神经根的刺激。

③正棘手法：处理上下棘突关系，凡发现棘突偏歪的，或脊柱向一侧侧歪的，让患者俯卧，医者立于棘突偏歪一侧，右手小鱼际置于偏歪一侧，左手掌根置于偏歪棘突对侧，左手掌根靠近脊柱向下冲击式按压，每次冲击式按压频率为60次/分，每次约5分钟。

④踩跷复位法，患者取俯卧位，医者单脚立于患者身侧，一腿踩于患者腰椎间盘突出的部位，以点踩、摇踩、颤踩、揉踩、搓踩，促使腰脊柱在冠状位

的复位（图 1-15）。

C 横断轴位（Z）正骨手法如下。

①人工牵引法：患者取俯卧位，医者立于患者脚一端，双手抓握患者双足踝，患者双手紧握治疗床床头，放松腰部，对抗牵引 3~5 分钟，放松一次，再如法操作 1~2 次结束。

②人工牵抖法：医患抓握同上法，但医者在对抗患者牵引的同时，

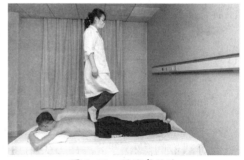

图 1-15　踩跷复位法

以患者腰椎间盘突出的横断面为定点，以 60 次每分钟的频率抖动患者双足，促使突出椎间盘受重力作用下坠，从而复位。

③揉腰法：患者仰卧，取屈髋屈膝位，双手交叉抱膝，全身尽最大努力屈曲，医者立于患者右手一侧，左手托患者头，右手托其臀部，左右摇动患者，让患者按一定频率摇滚起来，保持其脊柱上各点在床面上做直线运动，操作 3~5 分钟为宜。

本法以每一节腰椎横断面为定点，做腰椎连续的过屈运动，能有效地恢复腰椎的生理曲度，拉伸上下关节突关节囊，解除关节滑膜嵌顿。

上述推拿方法每次治疗 10~20 分钟，以患者耐受为度，每日 1 次。

四、其他疗法

1. 普通针刺

取穴：选取腰突八穴为主。肾俞、气海俞、大肠俞、关元俞为腰突腰穴，环跳、委中、阳陵泉、承山为腰突肢穴。

辨证加减：瘀血痹阻证多加膈俞；风寒或寒湿阻络证多加曲池，并可施以温针灸以祛风散寒除湿；湿热痹阻证加大椎；肝肾亏虚证多加肝俞等。

操作方法：采用一次性无菌针灸针，腰突腰穴中大肠俞、关元俞用长针深刺，使针感直达病所，腰突肢穴常规针刺，所有穴位针刺得气后，施平补平泻法。并配合电针连续波刺激，刺激强度以患者能耐受为度，每日 1 次，每次留针 30 分钟，10 次为 1 个疗程。

2. 灸法：采用大肠俞、关元俞温灸盒温灸。

3. 拔罐：选取大肠俞、关元俞、肾俞等穴位，施坐罐 3~5 分钟。每日 1 次，10 次为 1 个疗程。

4. 穴位注射：在阿是穴或肾俞、大肠俞等处行以复方当归注射液为主的穴位

注射，活血通络，每天 1 次，10 次为 1 个疗程。

5. 穴位贴敷：主要选取气海俞、大肠俞、关元俞、阿是穴，予张氏正骨膏进行穴位贴敷。

6. 针刀治疗

具体操作：患者取俯卧位，按照四步进针规程，用记号笔选取腰椎背部椎间隙压痛点 4 处，局部用络合碘消毒两遍，术者戴无菌手套，铺无菌孔巾，行腰椎背部椎间隙松解术，针刀尖到达椎间小关节韧带周围组织时行疏通剥离 2 次，出针刀，用无菌棉球压迫止血，贴无菌创可贴。嘱患者注意休息，避免冷水洗浴，防止感染。

7. 中药汤剂

（1）瘀血阻络证

治法：活血化瘀，行气止痛。

推荐方药：黄芪虫藤饮加身痛逐瘀汤化裁。黄芪、蜈蚣、僵蚕、地龙、全蝎、穿山甲、络石藤、海风藤、鸡血藤、牛膝、生地黄、香附、羌活、秦艽、甘草、当归、川芎、苍术、黄柏、五灵脂、桃仁、没药、红花。

（2）寒湿阻络证

治法：祛风散寒利湿，温经通络止痛。

推荐方药：黄芪虫藤饮加独活寄生汤化裁。黄芪、蜈蚣、僵蚕、地龙、全蝎、穿山甲、络石藤、海风藤、鸡血藤、独活、桑寄生、秦艽、防风、细辛、当归、白芍、生地黄、吴茱萸、桂枝、茯苓、杜仲、牛膝、人参、甘草。

（3）湿热痹阻证

治法：清热利湿，通筋活络。

推荐方药：黄芪虫藤饮加二妙散化裁。黄芪、蜈蚣、僵蚕、地龙、全蝎、穿山甲、络石藤、海风藤、鸡血藤、黄柏、苍术、茯苓、薏苡仁。

（4）肝肾亏虚证

治法：补益肝肾，强壮筋骨。

推荐方药：黄芪虫藤饮加右归丸加减（偏阳虚者）。熟地黄、山茱萸、怀山药、肉桂、制附子、当归、鹿角胶、枸杞子、菟丝子、杜仲、伸筋草、续断。

推荐方药：黄芪虫藤饮加左归丸加减（偏阴虚者）。熟地黄、山茱萸、怀山药、龟甲胶、鹿角胶、枸杞子、菟丝子、牛膝、续断。

8. 腰椎牵引：患者平躺于腰椎牵引床进行牵引，牵引的重量通常为身体重量的 30%~40%，每天 1 次，每次 20 分钟，10 天为 1 个疗程。

9.其他药物：根据辨证予补肾壮腰丸、腰痛丸口服，并予三七皂苷注射液、丹红注射液等静脉滴注。

五、预防调护

（1）急性期卧床休息，不持重，减少腰部运动。

（2）缓解期适当进行功能锻炼，如练习飞燕式、拱桥式、悬挂单杠、患肢压腿等，循序渐进，切勿急于求成。

按语：急性期手法不宜过重，以消除炎症水肿、缓解疼痛为主；缓解期手法可适当加重，以解除神经根粘连、改变突出物与神经根的关系、促进髓核回纳为主，治疗重点在椎间盘突出的相应节段，斜扳法也要作用于突出节段。对中央型突出下肢痛麻明显者，推拿应慎重，对脊髓受压明显，保守治疗疗效不明显者，建议手术治疗。

第八节　腰椎滑脱症

正常人的腰椎排列整齐，如果由于先天或后天的原因，其中一个腰椎的椎体相对于邻近的腰椎向前滑移，即为腰椎滑脱。退变因素致腰椎滑脱者占60%以上。发病年龄以20~50岁较多。

一、中医常见辨证分型

隋代巢元方在《诸病源候论》中有"凡腰痛有五：一曰少阴，少阴申也，七月万物阳气伤，是以腰痛。二曰风痹，风寒着腰，是以痛。三曰肾虚，役用伤肾，是以痛。四曰臀腰，坠堕伤腰，是以痛。五曰寝卧湿地，是以痛"的说法，详细地概括了腰痛的常见病因和分型。腰部作为身体活动的枢纽，亦有"腰为肾之府"的说法，无论是身体外部受损或脏腑的失调均可引发腰痛。

1.肾虚腰痛：疼痛以酸软为主，喜揉喜按，腿膝无力，遇劳加重，得卧则减，常反复发作。肾虚分阴阳，其全身伴随症状虽有所不同，然腰痛症状却无明显差异。《素问·脉要精微论篇》所言："腰者，肾之府。"《灵枢·本脏》曰："肾大，则善病腰痛……肾偏倾，则苦腰尻痛也。"指出天癸衰竭、肾虚是腰椎滑脱症的内在发病病机。

2.瘀血腰痛：多因跌损所致，针刺样疼痛，疼痛剧烈，痛处固定、拒按，日轻夜重，运动受限，亦可表现为酸胀疼痛，大便色黑，小便清，舌质隐青或有瘀斑，脉多弦涩或细数。《伤科汇纂》曰："腰因挫闪身难动，背或伛偻骨不平，大抵脊筋离出位，至于骨缝裂开弬。"

3.寒湿腰痛：其疼痛以冷痛重着为主，伴腰部活动不利，痛处喜温，得热痛减，遇寒加重，舌苔白腻而润，脉沉紧或沉迟。

4.风湿腰痛：腰部发沉，劳累后或阴雨天加重，晴天或气候温暖时好转；腰部前俯后仰活动受限制，不能长时间坐立；易疲劳乏力，全身酸懒沉重，患部怕冷，舌淡，舌苔白腻而润，脉浮紧。

二、诊断标准

参照 2020 年上海科学技术出版社出版的普通高等教育中医药类"十三五"规划教材《中医骨伤科学》。

（1）中青年人，女性多于男性。

（2）下腰痛或同时有腰腿痛，多为间歇性钝痛，有时为持续性。

（3）患椎棘突向后突出，其上一椎骨棘突向前滑移，严重者可出现棘突间的"台阶感"。

（4）影像学检查有特征性改变。

诊断腰椎滑脱症的同时，还应明确以下几个问题。

（1）滑脱的位置，以第 5 腰椎最常见，其次为第 4 腰椎，少数为第 3 腰椎。

（2）滑脱的性质，为真性滑脱还是假性滑脱。

（3）滑脱的程度，通常以度计算。

（4）滑脱水平的小关节有无炎症改变，有无下腰痛等症状。

（5）有无神经根及马尾神经受压的症状及神经根的确切阶段。

（6）腰骶角的大小。

根据上述指征拟定治疗方法及判断预后。

三、推拿治疗

通过外力对相应部位的经络、穴位、椎体、肌肉、韧带等组织刺激作用，达到止痛，甚者改变局部病理结构的目的。

1.取穴与部位：环跳、风市、委中、足三里、阳陵泉、肾俞、大肠俞等穴位，以臀部及腰背部为主。

2.推拿手法：㨰法、摩法、擦法、一指禅、揉法、推法等手法治疗可以松解肌肉，改善局部血液循环，使局部温度升高，加速清理代谢的致痛炎性物质而化瘀止痛；也可为组织接受手法反复刺激作用而提高痛阈；更重要的是在反复的放松类手法的作用之下，挛缩的拘筋得以舒缓而伸张，粘连被松解。

3. 操作方法

（1）患者取俯卧位，医师站于一侧，以按揉法和擦法分别作用于腰臀部，配合点按环跳（图1-16）、风市、委中、足三里、阳陵泉穴，以酸胀为度。

（2）患者取俯卧位，医师站于一侧，在滑脱腰椎横突周围施以柔和的擦、按、揉法3分钟，配合点按肾俞、大肠俞穴，以酸胀为度。

（3）患者取俯卧位，医师站于一侧，沿腰部两侧膀胱经施擦、揉法3分钟；配合腰部后伸等被动运动（图1-17）3次；最后以小鱼际擦法直擦背部两侧骶棘肌，以透热为度。

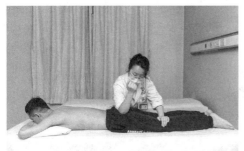

图1-16　肘按环跳穴

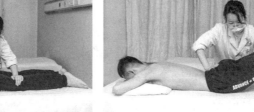

图1-17　腰部后伸被动运动

（4）患者俯卧，放松全身，医生双手位于脊柱两旁，从外到里，对骶棘肌进行揉推，放松肌肉，解除肌肉痉挛。

（5）坐姿旋转治疗：患者取坐位，放松腰部，双下肢固定，医生一手将患者滑脱腰椎棘突按住，另一只手从腋下穿过，将对侧颈肩部按住，先嘱咐患者做脊柱前屈，在棘突间隙张开后嘱咐患者向该侧最大限度旋转，最后对患者腰部进行屈曲旋转，另一拇指将异常椎体棘突顶住（图1-18）。对侧操作手法一致。

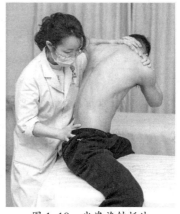

图1-18　坐姿旋转扳法

四、其他疗法

1. 中药汤剂

（1）风湿痹阻证

治法：祛风除湿，蠲痹止痛。

推荐方药：独活寄生汤（《备急千金要方》）加减。独活、桑寄生、牛膝、杜仲、熟地黄、当归、川芎等。或同类功效的中成药。

（2）寒湿痹阻证

治法：温经散寒，祛湿通络。

推荐方药：附子汤（《金匮要略》）加减。附子、茯苓、人参、白术、白芍等。或同类功效的中成药。

（3）气滞血瘀证

治法：行气活血，通络止痛。

推荐方药：身痛逐瘀汤（《医林改错》）加减。秦艽、川芎、桃仁、红花、羌活、没药、五灵脂、香附子、牛膝、地龙、当归等。或同类功效的中成药。

（4）湿热痹阻证

治法：清热祛湿，通络止痛。

推荐方药：清火利湿汤（《中医骨伤证治》）加减。茵陈、黄柏、薏苡仁、栀子、苍术、防己等。或同类功效的中成药。

（5）肾阳虚衰证

治法：温肾壮阳，通痹止痛。

推荐方药：温肾壮阳方（《中医骨伤证治》）加减。巴戟天、熟地黄、枸杞子、制附子、补骨脂、仙茅等。或同类功效的中成药。

（6）肝肾阴虚证

治法：滋阴补肾，强筋壮骨。

推荐方药：养阴通络方（《中医骨伤证治》）加减。南沙参、北沙参、麦冬、五味子、桂枝、生地、丹参、川芎、益母草等。或同类功效的中成药。

2. 中药外敷：中药外敷区别于汤剂内服，将研磨后的中药粉末调成糊状，用纱布覆盖在腰部患处，每次 30 分钟，每日 1 次。

3. 普通针刺：取肾俞、腰眼、八髎、夹脊等穴，如伴有下肢麻痛者则加环跳、委中、承山、光明等穴。可配合脉冲治疗仪治疗，每天 1 次，每次 20~30 分钟。

五、预防调护

（1）加强腰背肌肉功能锻炼：腰背肌肉强劲可提高腰椎稳定性，避免腰椎滑脱出现。腰背肌肉锻炼可用俯卧位，两上肢呈外展状，抬头，抬胸，上肢也要离开床面，同时双下肢伸直向后，抬起呈飞燕状。还有就是取仰卧位，两膝屈曲，双足踩于床面，在吸气时挺胸挺腰，臀部离开床面，呼气时复原即可。

（2）减少腰部过度负重：要注意避免做过度旋转、蹲起等活动，减少腰部负重，进而减少腰椎小关节劳损、退变，可以避免退行性腰椎滑脱的发生。

（3）减轻体重：减轻体重是非常有必要的，尤其是减少腹部脂肪的过多堆积。体重过重，会增加腰椎负担及劳损，特别是腹部脂肪堆积，会增加腰椎在骶骨上向前滑脱的趋势。

按语： 中医正骨推拿手法治疗退行性腰椎滑脱症疗效较好，能快速缓解患者症状体征，减轻患者痛苦，维持椎体力学平衡，对预后具有积极意义，值得临床推广应用。

第九节　腰椎压缩性骨折

腰椎压缩性骨折一般是指前屈伤力造成椎体前半部（前柱）压缩，脊椎后部的椎弓（后柱）正常，少数有牵拉伤力损伤。椎体通常呈楔形变，是脊柱骨折中较多见的损伤类型。

一、中医常见辨证分型

1.气滞血瘀，腑气不通证： 损伤早期，瘀血停积、血瘀气滞、肿痛并见，多见局部肿胀、疼痛剧烈，胃纳不佳，大便秘结，舌淡红，苔薄白，脉弦紧。

2.营血不调证： 损伤中期，筋骨虽续而未坚，肿痛虽消而未尽，局部疼痛程度已有减轻，但活动仍受限，舌暗红，苔白，脉弦缓。

3.肝肾不足，气血两虚证： 损伤后期，气血不足，筋骨不坚，可见腰部酸软，四肢无力，活动后腰部仍隐隐作痛，舌淡苔白，脉虚细。

二、诊断标准

参照 2014 年人民卫生出版社出版的 8 年制和 7 年制临床医学专用教材《外科学（第 8 版）》。

患者表现为腰部疼痛，早期大便秘结，可有尿潴留，有或无明确的外伤史，检查时脊柱外观可正常或可有畸形，可合并脊髓损伤，可有不全或完全瘫痪的表现。影像学检查有助于明确诊断损伤部位、类型和移位情况。

拍摄腰椎正侧位片，必要时加拍斜位片，CT 检查可明确是否有碎骨片突出于椎管内，并可计算出椎管的前后径与横径损失量。在 MRI 片上可以看到椎体骨折出血所致的信号改变和前方的血肿，还可看到因脊髓损伤所表现出的异常高信号。

结合外伤病史、临床症状及影像学检查综合诊断。

三、推拿治疗

1. 治疗原则：活血化瘀，通络止痛。

2. 取穴部位及穴位：脊柱两旁膀胱经第一侧线穴位。

3. 推拿手法：揉法、擦法、摩法。

4. 操作方法：患者放松，取俯卧位，术者用揉法、摩法、擦法等手法按摩脊柱两旁膀胱经第一侧线穴位，20 分钟 / 次，1 次 / 天。

四、其他疗法

1. 电针

选穴：大椎、腰阳关、至阳、命门；配穴选肾俞、大肠俞、肝俞、足三里、三阴交、气海、上髎、关元、华佗夹脊穴。

操作：针刺前常规消毒，施以平补平泻常规针刺手法，得气后连接 HM6805-11-5 经穴治疗仪，选择疏密波，频率为 20Hz（具体以患者耐受为度），定时 30 分钟，每日 1 次。

2. 温针灸：针刺得气后，主要在大肠俞及疼痛明显部位邻近穴位加灸，在留针过程中，将长约 2cm 之艾条一端套在针柄上点燃，均应距皮肤 3cm 以上，每日 1 次，1 次 2 壮，10 次为 1 个疗程。

3. TDP 治疗：选取患处，予 TDP 灯治疗，患处皮肤距离辐射板 30~40cm，皮肤表面温度保持在（40±2）℃，每次照射 30 分钟，每日 1 次。

4. 中成药：前期可口服活血药如活血止痛胶囊，恢复期口服补肾健骨类药，如龙牡壮骨颗粒等来促进恢复。

五、预防调护

（1）卧床静养：卧床的时间一般要 3 个月左右。在这期间吃喝拉撒都要在床上完成，患者要尽量避免下床活动以及坐立，而且翻身也要在家人的帮助下进行。

（2）佩戴保护脊柱的用具：在可以下床活动之后，需要佩戴腰围或者支具来保护脊柱，缓解垂直方向给脊柱带来的压力，这样可以减少对骨折椎体的压迫。

（3）注意皮肤护理：卧床时间长很容易发生褥疮，特别是身体虚弱的老人，家属一定要注意，每隔 1 个小时就帮助患者翻身，而且还要每天清洁皮肤，注意不要大力揉搓，要用柔软的湿布轻轻擦拭。

（4）避免过早下床活动：腰椎压缩性骨折的恢复时间比较长，患者要严格按照医生的嘱咐静养，下床活动之后也不能弯腰负重行走，更不能抬重物背东西。

（5）增加饮食营养：患者要保证饮食营养均衡，适当增加维生素、蛋白质的摄入，多吃蛋奶类、瘦肉、绿叶蔬菜、海产品等食物补钙。

（6）注意预防便秘：患者在静养期间活动减少，所以很容易发生便秘，因此饮食上要多吃富含膳食纤维的食物，这样可以保持大便通畅。

按语：腰椎压缩性骨折采用推拿联合针刺、灸法等中医治疗，能标本兼治，取得不错治疗效果，具有促进患者胸腰椎功能恢复、加快压缩性骨折愈合、降低压缩性骨折复发率等优势。

第二章　上肢部病证

第一节　肩关节周围炎

肩关节周围炎简称肩周炎，又称"冻结肩""五十肩"，多发于40~60岁中老年人群，发病率高达5%。中医将其归属"漏肩风""肩凝症""痹证"范畴。肩关节囊和关节周围软组织因受慢性损伤或退行性变产生无菌炎症，诱发肩周炎，临床以肩关节疼痛（夜间疼痛明显）、肩部广泛压痛、肩关节活动受限、肩周肌肉痉挛与萎缩为主要表现。

一、中医常见辨证分型

（一）按致病因素辨证分型

1.风寒夹湿证：本型多见于肩周炎早期。外感风、寒、湿邪侵袭，使气血不通畅，筋脉拘急，临床表现为患者自觉患处肩沉重，活动受限，畏寒怕风，阴天雨季或受凉症状加重，得温热减轻，舌苔薄白，脉沉紧或弦紧。

2.气滞血瘀证：可见外伤后发病，情志抑郁或劳损外伤，致气机不通畅，临床表现为患者肩痛，疼痛部位有定处，活动受限，关节不利，舌紫暗，有瘀斑，脉细涩。

3.气血亏虚证：常后期出现，或由年老体虚、气血不足、筋脉失养所致。患侧肩部隐隐作痛，活动无力，肌肉萎缩，日久感觉肩周麻木疼痛，反复发作，面色苍白，舌淡苔白，脉细弱或沉。

4.肝肾亏虚证：多见于久病不愈者，局部筋肉失养，临床表现为肩疼痛，肩关节活动受限明显，上肢无力，劳累后加重，舌苔薄白，脉细弦或细数。

（二）按病变经脉辨证分型

1.太阳经证：肩臂后内缘及肩胛骨处痛，痛引颈部、肘臂后外侧。肩关节外展、内收、上举受限，或活动时疼痛加剧。

2.阳明经证：肩峰及臂外侧（三角肌中点）疼痛，疼痛可放射至肘部、拇指、食指。肩关节外展、外旋、上举受限，或活动时疼痛加剧。

3.少阳经证：肩后及臂外侧（三角肌后缘）疼痛，痛引颈项、后前臂、食指。肩关节外展和内收受限，或活动时疼痛加剧，肩外侧等处压痛。

4. 太阴经证：肩前内侧及胸前壁外上方疼痛，连及上肢内面桡侧有放射性疼痛感。肩关节后伸和内收活动受限，或活动时疼痛加剧。

5. 厥阴经证：肩前部疼痛，可放射到上臂内面及中指。肩关节上举受限，或活动时疼痛。

二、诊断标准

参照 2020 年上海科学技术出版社出版的普通高等教育中医药类"十三五"规划教材《中医骨伤科学》。

本病多有外伤史、慢性劳损或感受风寒史，发病年龄多在 50 岁左右，为慢性发病。肩周疼痛以夜间为甚，常因天气变化及劳累而诱发，肩关节主动及被动活动受限，以外展、外旋受限明显，不能脱衣、梳头等，出现典型的"扛肩"现象，肩部肌肉萎缩，肩前、后、外侧均有压痛。

影像学检查：X 线片多为阴性，病程久者可见骨质疏松。

三、推拿治疗

1. 治疗原则：初期以舒筋活血、通络止痛为主；中期以松解粘连、滑利关节为主；后期以促进功能恢复为主。

2. 取穴与部位：肩内陵、肩髃、肩贞、秉风、天宗、臂臑、曲池等穴，以及肩关节周围、三角肌部等。

3. 推拿手法：滚法、一指禅推法、按法、揉法、拿法、摇法、扳法、搓法、抖法、擦法等。

4. 操作方法

（1）滚法：医者站于患侧滚肩前、肩后、上臂前至肩外侧缘三角肌、三角肌前后缘及止点处的穴位（图 1-19），约 3 分钟，有行气止痛、温通经络、松解粘连的作用。

（2）按揉法：医者站于患侧，运用食、中指指腹或掌根轻轻按揉，力度以患者有胀痛感为宜，按揉患侧相关穴位及部位约 2 分钟，有行气活血、通经止痛、温养筋脉、松解粘连的作用。

（3）拿捏法：医者站于患侧，双手分别置于患侧，在肩关节周围的穴

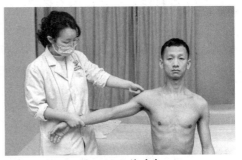

图 1-19　滚肩部

位、三角肌，沿着相关经络做力度较重的拿法 2 分钟，有调气和血、舒筋活血、松解粘连的作用。

（4）摇法和扳法：摇法，医者站于患侧，以患者的肩关节为轴心做回环向前和向后旋转摇动，幅度由小到大，反复 10 次（图 1-20）。扳法，医者站于患侧后方，以扳法做上举抬高、外展外旋、内收内旋、后伸等各个方向被动活动肩关节 5 次（图 1-21），力度逐渐增大，幅度和力量以患者能耐受为宜。摇法和扳法可滑利关节，增强气血运行，促进恢复正常。

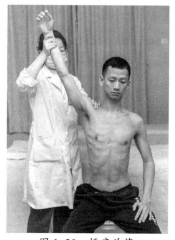
图 1-20　摇肩关节

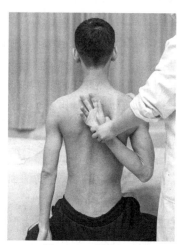
图 1-21　背伸扳法

（5）点按法：医者站于患侧，对相关病情穴位点按约 5 分钟。点穴法能够活血止痛。

（6）搓法和抖法：医者站于患者外侧，以搓法从肩部至手腕反复上下搓动数次，约 30 秒，然后医者双手握患侧腕抖上肢数次，约 30 秒，以出现酸胀感为宜。搓、抖法可促使损伤部位气血运行，使功能恢复。

（7）弹拨法：医者运用指端螺纹面或掌根尺侧，保持深透压力，在肱二头肌长、短头肌腱以及筋结处弹拨 3~4 次，尤其是对压痛点进行弹拨，力度以患者能忍受的胀痛为宜，可活血止痛，舒筋解挛，松解粘连。

（8）一指禅推法：医者用拇指禅推肩部、颈部及上臂部位，能达到疏通经络、活血止痛、松解粘连的目的。

四、其他疗法

1. 普通针刺：选取肩髃、肩前、肩贞、阿是穴、阳陵泉、中平穴（足三里下

1寸）。太阴经证加尺泽、阴陵泉；阳明、少阳经证加手三里、外关；太阳经证加后溪、大杼、昆仑；痛在阳明、太阳经加条口透承山。

2. 芒针：取肩髃透极泉、肩贞透极泉、条口透承山等。肩不能抬举者可局部多向透刺，使肩能抬举。条口透承山时边行针边令患者活动患肢，动作由慢到快，用力不宜过猛，以免引起疼痛。

3. 刺络拔罐：对肩部肿胀、疼痛明显而瘀阻浅表者可用皮肤针中强度叩刺患部，使局部皮肤微微渗血，再加拔火罐；如瘀阻较深者可用三棱针点刺2~3针致少量出血，再加拔火罐，使瘀血外出，邪去络通。每周2次。

4. 耳针：取肩、肩关节、锁骨、神门、对应点等。每次选3~4穴，用王不留行籽贴压。

5. 穴位注射：在肩部穴位注射当归注射液或维生素B_1注射液，穴位常规注射。

6. 针刀治疗：肩关节出现粘连时，局麻下将针刀刺入痛点，可触及硬结和条索，顺肌纤维走行方向分离松解粘连。

7. 西医治疗：急性期以止痛解痉为主，可使用三角巾制动，口服非甾体类止痛药、肌松药，也可以局部注射皮质激素和布比卡因混合液。僵硬期以在止痛的前提下进行功能锻炼，增加关节的活动度为原则。可做上肢划圈、甩手和贴墙双手交替摸高练习。对于严重的功能受限者，可行麻醉下关节镜下松解术。缓解期的肌肉萎缩则一般需要较长时间的锻炼才能恢复。

五、预防调护

自主锻炼和被动锻炼是配合治疗、早日恢复肩关节功能不可缺少的环节。必须强调适当进行肩部功能练习，每日做2~3次"爬墙"活动。还应注意肩部保暖，避免风寒侵袭。

按语：肩周炎炎症期疼痛明显，主动运动功能障碍，但被动运动功能多数无障碍，推拿手法宜轻柔，以止痛、促进炎症吸收为主；粘连期疼痛减轻，主动运动、被动运动均障碍，应加用被动运动手法，以松解粘连为主；肌肉萎缩期关节功能完全障碍，手法宜深沉有力，以恢复关节功能为主。在处理关节运动功能障碍时，既要注重主动肌的作用，又要考虑拮抗肌的因素，更好地为患者解除病痛。

第二节 肱骨外上髁炎

肱骨外上髁炎又称网球肘，是指手肘外侧的肌腱发炎所致疼痛。疼痛主要是由负责手腕及手指背向伸展的肌肉重复用力所引起。患者会在用力抓握或提举物体时感到肘部外侧疼痛。

一、中医常见辨证分型

本病多由于风寒湿热邪入侵或者慢性劳损，损伤局部经脉，致局部气血运行不畅，瘀血停于局部，不通则痛。

1.风寒阻络证：肘部酸痛麻木，屈伸不利，遇寒加重，得温痛缓，舌苔薄白或白滑，脉弦紧或浮紧。

2.湿热内蕴证：肘外侧疼痛，有热感，局部压痛明显，活动后疼痛减轻，伴口渴不欲饮，舌苔黄腻，脉濡数。

3.气血亏虚证：起病时间较长，肘部酸痛反复发作，提物无力，肘外侧压痛，喜揉喜按，并见少气懒言，面色苍白，舌淡苔白，脉沉细。

4.瘀血阻络证：肘外侧疼痛日久，逐渐加重，拒按，活动后疼痛加重，舌暗或舌下瘀青，脉涩。

二、诊断标准

参照2020年上海科学技术出版社出版的普通高等教育中医药类"十三五"规划教材《中医骨伤科学》。

有肘部慢性牵拉史。起病缓慢，初起时肘外侧疼痛，可向前臂放射，内旋、屈腕伸肘时如提重物、扭毛巾，甚至扫地等动作时均感疼痛加重。肱骨外上髁处压痛明显，前臂伸肌群紧张试验、伸肌群抗阻试验均阳性，X线检查多无明显异常。

三、推拿治疗

1.治疗原则：舒筋通络，活血止痛。

2.取穴与部位：患肘外侧及前臂背面桡侧，缺盆、肘髎、曲池、手三里、合谷、阿是穴等穴位。

3.推拿手法：滚、按、揉、拿、弹拨、擦等手法。

4. 操作方法

（1）首先采用搓、揉、点、按、弹拨等基础手法，放松肘关节周围肌肉、韧带。

（2）采用旋后顶肘内翻手法，以滑利关节，缓解疼痛。具体操作：以右侧为例，在放松关节周围肌肉、韧带后，术者位于患者右侧后方，左手托握患者右肘，右手握患肢腕部，牵拉下旋患肢，同时左手向前推顶肘关节，当肘关节伸直后，内翻肘关节，此时可闻"咔嗒"声响，手法完成（图1-22）；最后再以搓、揉、点、按手法结束治疗。每日1次，7次为1个疗程。

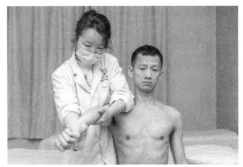

图1-22　旋后顶肘内翻手法

四、其他疗法

1. 普通针刺： 取阿是穴、曲池、尺泽、阳溪等穴，针刺得气后留针30分钟。每日1次，7次为1个疗程。

2. 封闭治疗： 醋酸泼尼松龙25mg、2%利多卡因1ml加生理盐水1ml，混合均匀后于压痛最明显的部位进行封闭注射。

3. 针刀治疗： 患者取坐位，肘关节屈曲90°，平放于治疗台上，或取仰卧位，肘关节屈曲90°置于胸前。操作方法如下。

皮肤常规消毒，术者戴口罩、帽子、无菌手套，铺无菌巾，在不同位点上进行操作。

（1）肱骨外上髁骨突点：刀口线与臂纵轴平行，针刀体与外上髁皮面垂直刺入，直达骨面，切开剥离后，再纵行疏通，然后使针刀体与骨面呈45°角左右行横行铲剥，使刀刃紧贴骨面，剥开骨突周围软组织粘连。

（2）肱骨外上髁上方桡侧凹陷点（即肱桡肌、肱肌与肱三头肌内侧头肌膜之间的粘连点）：刀口线与肱骨纵轴平行，针刀体与皮面垂直刺入直达骨面，行纵行疏通，横行剥离。

（3）肱骨外上髁骨突桡侧凹陷点（即旋前圆肌在外上髁骨面的起点）：刀口线与前臂纵轴平行，针刀体与皮面内侧呈75°刺入达骨面，行纵行疏通，横行剥离。

（4）肱骨外上髁骨突尺侧凹陷点（即外上髁与尺骨鹰嘴之间的凹陷处）：刀

口线与前臂纵轴平行，针刀体与前臂外侧皮面呈 75° 刺入达骨面，行纵行疏通，横行剥离。

（5）肱骨外上髁后外侧下方凹陷点（即肘肌覆盖桡骨头处）：刀口线与前臂纵轴平行，针刀体与皮面垂直刺入直达骨面，稍提起针刀，行纵行疏通，横行剥离，不可损伤桡骨头软骨面。根据病情需要，选择 1~3 个点进行治疗。术毕，针孔贴创可贴。

4. 中药汤剂

（1）风寒阻络证

治法：祛风散寒，通络宣痹。

推荐方药：蠲痹汤加减。羌活、姜黄、当归、赤芍、黄芪、防风、炙甘草、生姜等。

（2）湿热内蕴证

治法：清热除湿。

推荐方药：加味二妙散加减。黄柏、苍术、牛膝、防己、萆薢、当归、龟甲等。

（3）气血亏虚证

治法：补气补血，养血荣筋。

推荐方药：人参养荣汤加减。白芍、当归、陈皮、黄芪、桂枝、人参、白术、炙甘草、熟地黄、五味子、茯苓、远志等。

（4）瘀血阻络证

治法：活血祛瘀，柔筋止痛。

推荐方法：活血止痛汤加减。当归尾、赤芍、川芎、苏木、陈皮、桃仁、乌药、木通、续断、没药、乳香、甘草等。

五、预防调护

（1）适当减轻前臂工作强度，疼痛较重时须制动。

（2）注意保暖，局部热敷。

按语： 急性起病者，推拿动作宜轻柔，以免产生新的损伤。近年来，国内外学者认为，肱骨外上髁炎的疼痛与颈神经根受压关系密切，特别是顽固性肱骨外上髁炎的疼痛，主张同时治疗颈部疾病，可取得明显疗效。

第三节 腕管综合征

腕管综合征是正中神经在腕管内受压引起的一系列症候群，又称迟发型正中神经麻痹。多见于30~60岁女性，男女比为1.2∶5。易发于腕管内，多为单侧。

一、中医常见辨证分型

1. 气滞血瘀证：由劳损所致，轻者手部麻木，甩手后缓解，重者麻木可放射至前臂，有夜间麻醒史。舌质暗红，苔薄白，脉弦细。

2. 气血两虚证：局部皮肤发白、发凉，或皮肤干燥、漫肿，手部桡侧三指麻木，对掌活动差，拇短展肌萎缩。晚期大鱼际肌可有明显萎缩，拇指对掌功能受限。舌质淡，苔薄白，脉弦细无力。

二、诊断标准

参照2020年上海科学技术出版社出版的普通高等教育中医药类"十三五"规划教材《中医骨伤科学》。

患者多有患腕关节劳损或外伤史，正中神经支配的拇指、食指、中指出现麻木、疼痛，夜间较明显，腕或手做重复动作后出现症状，甩手后可缓解，正中神经分布区感觉迟钝，手指握力下降，拇指对掌障碍。大鱼际感觉减退或肌萎缩。相应的正中神经受压的特殊检查阳性，神经电生理检测可以明确诊断。

三、推拿治疗

1. 治疗原则：舒筋通络，活血化瘀。

2. 取穴与部位：采用循经辨证，具体取穴如下。

主穴：三阳穴（阳溪、阳池、阳谷）、内关穴及阿是穴。

配穴：尺侧痛甚者为手太阳经型，配支正、小海穴；腕中部痛甚者为手少阳经型，配外关、三阳络穴；桡侧痛甚者为手阳明经型，配偏历、曲池穴。

3. 推拿手法：推、揉、拨、按压、弹拨等手法。

4. 操作方法

（1）以传统推拿手法与现代关节松动术相结合，运用推法、按法、弹拨法等疏理经筋，松解腕管周围软组织，滑利关节。行桡腕关节、拇指的掌腕关节牵引及滑动技术（图1-23），最后顺肌腱由远心端向近心端用擦法放松。力量循序渐进，以患者耐受为度。

（2）先在外关、阳溪、鱼际、合谷、劳宫及痛点等处施以按压、揉摩手法。

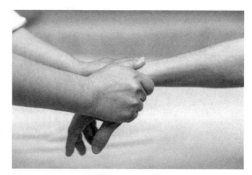

图1-23 掌腕关节牵引及滑动技术

（3）将患手轻度拔伸，缓缓旋转并屈伸腕关节3~5次。接着左手握于患手腕上，右手拇、食指捏住患手拇、食、中、环指远节，向远心端迅速拔伸，以发出弹响为佳。以上手法可每日1次，10次为1个疗程。

（4）患者仰卧，前臂外展，掌心向上，于肱骨内、外上髁之间画一横线，在线与肱动脉交叉点内侧0.5cm处弹拨正中神经，每次弹拨5~10下，每日1次，10次为1个疗程。

四、其他疗法

1.普通针刺： 取阳溪、外关、合谷、劳宫等穴，得气后留针15分钟，每日或隔日1次，10次为1个疗程。

2.电针： 选取主穴曲池、内关，配穴手三里、臂中、合谷，主、配穴针刺得气后各接电极一端，每次通电20~30分钟，用断续波，强度以出现肌肉抽动为度，每日1次，10次为1个疗程。

3.中药泡手： 可应用黄芪、当归、赤芍、地龙、川芎、红花、桃仁等，双手浸泡在温药汤中，温度保持40℃，每天1次，每次20分钟，10次为1个疗程。

4.康复训练

（1）腕关节活动训练：向前轻柔地弯曲腕关节（屈曲），在最屈曲的位置坚持5秒钟，轻柔地向手背侧弯曲腕关节（背伸），在最背伸的位置上坚持5秒钟。向手腕的桡侧和尺侧轻柔地活动腕关节，在最桡偏和尺偏的位置上各坚持5秒钟，每天3组，每组10次，每次每个位置各坚持5秒，10次为1个疗程。

（2）腕关节拉伸练习：①用健侧手帮助患侧腕关节进行拉伸练习。②先压住患侧手背，使腕关节尽量屈曲，维持姿势不动。③扳住患侧手掌或手指，使腕关节尽量背伸，维持姿势不动。④注意保持患侧肘关节处在伸直位。

⑤每天3组，每组3次，每次每个位置坚持15~30秒钟，10次为1个疗程。

（3）屈指肌腱滑动练习：①手掌打开，5指并拢。②缓慢将近节指间关节屈曲，使4指屈曲指向手掌，并维持姿势不动。③每天3组，每组3次，每次坚持5秒，10次为1个疗程。

（4）肩胛骨挤压练习：①患者取坐位或站立位，手臂下垂，双肩自然放松。②肩背部用力，将双侧肩胛骨向中间挤压，尽力使肩胛骨内缘汇合。③在双侧肩胛骨最接近的位置上维持姿势不动，然后缓慢放松，回到原位。④注意保持躯干挺直。⑤每天3组，每组10次，每次坚持5秒钟，10次为1个疗程。

（5）腕关节背伸练习：①掌心向下，手握一听饮料或哑铃。②匀速向上用力，使腕关节背伸，然后缓慢放松，回到原位。③根据自己练习的情况可以适当增加哑铃重量。④每次3组，每组10次，10次为1个疗程。

（6）握力练习：①手握住橡皮球或橡皮圈。②用力抓紧，并维持姿势不动。③每天3组，每组10次，每次坚持5秒钟，10次为1个疗程。

5. 封闭治疗：醋酸泼尼松龙25mg、2%利多卡因1ml加生理盐水1ml，混合均匀后于腕横韧带近侧缘向腕管内注射。

6. 物理治疗：根据患者在功能训练中出现的不同症状给予中频脉冲、超短波等治疗，促进局部血液循环，消肿止痛，松解粘连。

五、预防调护

（1）治疗期间，腕部避免用力和受寒。注意患腕休息，避免强力屈伸腕关节，或戴护腕保护。

（2）嘱患者进行功能锻炼，拇指与各指轮流画圈及拇指压各指第2节，或者手握圆珠笔或铅笔，在手中滚动，练习精细动作，促进功能恢复。

按语：当前本病有增多趋势，主要与电脑使用过度频繁有关。在操作治疗中，做腕关节的拔伸牵引和被动运动，切忌强力、暴力，以免发生新的损伤。尤其因类风湿关节炎所致本病者，更需注意。

第四节 桡骨茎突狭窄性腱鞘炎

桡骨茎突狭窄性腱鞘炎是由于拇指或腕部活动频繁，肌腱与腱鞘局部出现渗出、水肿和纤维化，造成肌腱在腱鞘内的滑动受阻而引起的临床症状。

一、中医常见辨证分型

病初期多为实证，病久气血所伤，病性转向本虚标实。一般分为两型。

1.气滞血瘀证：此证型多为发病初期，发病前有急性劳损史。腕部桡骨处疼痛，甚至肿胀，伴有活动不利，切诊可发现患侧桡骨周围皮肤稍热，桡骨上下方的筋增厚变粗，舌质暗或暗红，舌苔薄黄或薄白，脉弦细或弦涩。

2.虚寒证：此证型多为该病后期，因劳损日久或反复发作，腕部桡骨处疼痛或酸痛，局部轻度肿胀，活动不利或伴有腕部乏力感，劳累或受寒后加重，舌质淡或淡暗，苔薄白，脉沉细或细涩。

二、诊断标准

参照 2020 年人民卫生出版社出版的"十二五"普通高等教育本科国家级规划教材《推拿治疗学》。

（1）腕部桡骨茎突部肿胀疼痛，局部压痛。

（2）腕关节运动受限。

（3）握拳尺偏试验阳性。

三、推拿治疗

1.治疗原则：祛风散寒，行气活血，通络止痛。

2.取穴与部位：以督脉、膀胱经为主，主要可选取阳溪、偏历、列缺、合谷、手三里、外关、阿是穴，操作部位主要为桡骨茎突及其上下方。

3.推拿手法：一指禅推、擦法、按揉、拔伸、牵抖等手法。

4.操作方法

（1）先在前臂伸肌群桡侧施用擦法，自上而下擦 10 遍。

（2）依次点按手三里、偏历、阳溪、列缺和合谷穴，每穴约 30 秒钟。

（3）用拇指重点按揉桡骨茎突部及其上方和下方约 5 分钟。

（4）医者用一手握住患者患侧手腕部，另一手握其同侧手指，实行对抗牵引，并且要使患者腕部屈掌、背屈各 5 次，同时缓慢旋转 3~5 次（图 1-24）。

（5）推按阳溪穴（图 1-25），以右手为例，术者左手拇指置于桡骨茎突部，右手食指及中指夹持患者拇指，拇指及食指等握住患者其他 4 指向下牵引，同时向尺侧屈曲；然后，术者用左手拇指捏紧桡骨茎突部，用力向掌侧推压挤按，同时右手用力将患者腕部屈曲，再伸展，反复 3~4 次。

（6）以桡骨茎突为中心用擦法，以透热为度。

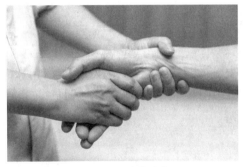
图 1-24　旋转腕部

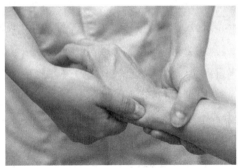
图 1-25　推按阳溪穴

四、其他疗法

1. 针刀治疗

体位：坐位或卧位，患者握拳立放于治疗床上，腕下垫枕头。

定点：桡骨茎突最敏感的 1~2 个压痛点。

针刀操作：刀口线与肢体纵轴，即与桡动脉平行，针刀与皮面垂直刺入浅表层腱鞘内，先行切开剥离，再行纵横剥离，病情严重者亦可刺穿肌腱，使刀锋接触骨面，倾斜刀身，将腱鞘从骨面上剥离铲起，出针刀。

手法操作：患者将患侧拇指握于 4 指之内，以握拳的姿势做腕过度尺侧屈曲动作，医生协助用力，反复 2~3 次，针刀必须对准桡骨茎突骨面，真正切开腕背侧韧带，而不能切在"鼻烟窝"内，因窝内有桡动脉通过，在针刀剥离时勿损伤桡动脉和桡神经浅支，一般一次未痊愈，7 天后再做 1 次，桡骨茎突的背内侧亦有桡神经浅支通过。

2. 普通针刺

取穴：阿是穴（压痛点）、阳溪、列缺、合谷。

针法：以阿是穴为主穴，针刺时以此为中心向四周透刺 2~4 针。阳溪穴可直刺 0.3~1 寸，使局部有酸胀感。列缺穴针刺时针尖向外，进针 0.5~1 寸，使局部有酸胀感。合谷直刺 0.5~1 寸，亦可针尖向手指或腕部斜刺（随病变所在部位而定），可有针感（酸胀麻电感）向指尖或腕、前臂放射。

每日或隔日针刺 1 次，10 次为 1 个疗程。

3. 耳针

取穴：耳部相应部位、神门、皮质下。

方法：常规消毒双耳廓，在所取穴位上用王不留行籽贴压。每日揉按 2 次，每次 3~5 分钟，5 日 1 换。

4.灸法

取穴：以阿是穴为主穴。配穴可取列缺、阳溪、阳池、腕骨、合谷。

方法：取鲜姜切 0.3mm 厚薄片，置于穴位上，捻制圆锥状艾炷若干，置姜片上点燃，每次选 2~3 穴，每穴施灸 5~7 壮，每日 1~2 次，5 次为 1 个疗程。灸后可用消毒纱布敷盖局部，防止感染。若腱鞘严重狭窄，纤维变性明显，施灸法若干疗程，效果不明显者，可行手术松解。

5.中药熏洗疗法

处方：桂枝 12g，桑枝 12g，干地龙 12g，蝼蛄 12g，土鳖虫 6g，独活 12g，秦艽 12g，紫藤枝 12g，山麻黄 12g，钩藤 12g，鸡血藤 12g。本方功能活血荣筋，通络止痛，温经止痉，祛寒化邪，对伤筋关节涩滞、肿胀疼痛、筋络挛缩等有较好疗效。

用法：上药共入盆中，加水煎煮至沸，患部在盆上以热药气熏蒸若干分钟，离火，待温度适宜时浸洗患部 10~15 分钟。每日 2 次，每剂药可使用 2~3 日。

6.中药外敷

处方：生栀子 10g，生石膏 20g，桃仁 9g，红花 9g，桂枝 9g，土鳖虫 6g，蓖麻油适量。

用法：上药研末调匀，用 75% 乙醇浸湿，1 小时后加蓖麻油调糊，敷于患部周围，上覆塑料纸，外以胶布固定。隔日换药 1 次。或以香油煎之加松香、铅丹熬制成黑膏状，外敷于患处，每日 1 换，30 日为 1 个疗程。

五、预防调护

（1）避免腕关节过度运动。

（2）避免接触寒凉。

（3）嘱患者进行功能锻炼，经常做拇指外展、背伸运动，可防止肌腱和腱鞘粘连。

（4）局部有酸胀感或烧灼感，遇寒冷刺激或拇指运动时痛剧者，可进行局部封闭治疗。

按语：狭窄性腱鞘炎的手法治疗主要是消除水肿、局部炎性反应及松解粘连，手法刺激量不宜过大。使用擦法时可配合药物，并可配合热敷及外敷膏药。

第三章 下肢部病证

第一节 股外侧皮神经炎

股外侧皮神经炎又称感觉异常性股痛、Bernhardt 病、Roth 病，是临床最常见的皮神经炎，为一种股外侧皮肤感觉异常的疾病。股外侧皮神经系纯感觉神经，发自腰丛，由 L_2、L_3 神经根前支组成，自腰大肌外缘伸出后，在腹股沟韧带下方的 3~5cm 处进入皮下组织，分布于股外侧皮肤。部分正常人股外侧皮神经发自生殖股神经或股神经。在该神经行程中，如果由于受压、外伤等原因影响股外侧皮神经时，即可能发生股外侧皮神经炎。

一、中医常见辨证分型

1. 寒湿痹阻证：大腿外侧皮肤麻木或疼痛，皮肤不温，肢冷恶寒，遇寒加重，遇热减轻，常伴有口淡不渴，舌淡苔白，脉紧。

2. 湿热痹阻证：大腿外侧皮肤麻木或疼痛，肤色略红或紫红，触之而热，身热不渴，大便干，小便短赤，舌红，苔黄厚腻，脉滑数有力。

3. 气血亏虚证：大腿外侧皮肤麻木或疼痛，肌肉瘦削，麻木不仁，周身乏力，头晕目眩，声怯气短，面色无华，爪甲不荣，唇舌色淡，舌有齿痕，苔薄白，脉沉细无力。

4. 痰阻血瘀证：大腿外侧皮肤麻木或疼痛，肌肉瘦削，关节疼痛强直，屈伸不利，转侧仰俯不便，舌质暗，有瘀斑、瘀点，苔厚腻，脉滑细。

5. 脾肾阳虚证：大腿外侧皮肤麻木或疼痛，皮薄如纸，肌肉瘦削，精神倦怠，形寒肢冷，面色苍白，腹痛泄泻，腰膝酸软，舌质淡、体胖，苔白，脉沉细无力。

二、诊断标准

（一）西医诊断标准

参照贾建平主编的 2018 年人民卫生出版社出版的第 8 版《神经病学》。

（1）临床表现为大腿前外侧下 2/3 区感觉异常，如麻木、疼痛、蚁走感等，久站或步行较久后症状加剧。

（2）查体可有大腿外侧感觉过敏、减退或消失。

（二）中医诊断标准

参照国家中医药管理局制定的 2018 版《中医病证诊断疗效标准》。

（1）肌肉软弱无力、酸痛，或以肌肤不仁为主，甚则足软难履。

（2）皮肤肿胀、硬化，后期发生萎缩。

（3）可结合西医相关疾病做相应理化检查。

（4）应注意与痿证等鉴别。

符合以上 2~3 点即可诊断本病。

三、推拿治疗

1. 治疗原则： 疏通经络，鼓舞卫阳，祛风除湿。

2. 取穴与部位： 患肢侧的肾俞、腰眼、环跳、秩边、气冲、风市、梁丘、阳陵泉、伏兔、足三里等。

3. 推拿手法： 擦法、揉法、按法、拿法、拍打法、点压法、弹拨法。

4. 操作方法： 患者取俯卧位，按压患侧肾俞、腰眼、环跳、秩边穴各 1 分钟（图 1-26）；患者取侧卧位，按压气冲、风市、梁丘、伏兔、阳陵泉、足三里穴位各 1 分钟；患者取仰卧位，用大鱼际揉法、擦法交替反复推拿大腿前外侧肌肉 5 分钟（图 1-27），再用一指禅推法推拿大腿前外侧 3~5 遍，最后用小鱼际擦法擦大腿前外侧肌肉，以透热为度。每天 1 次。

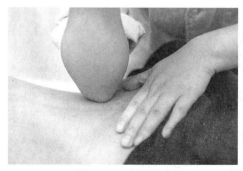

图 1-26 肘按腰眼

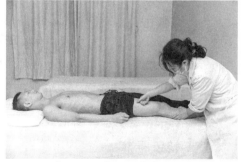

图 1-27 揉大腿前外侧肌肉

四、其他疗法

1. 普通针刺： 以髀关、伏兔、风市、中渎、阳陵泉、足三里、阿是穴等穴为主，针法以捻转泻法为主，中等强度刺激，留针 5 分钟。

2. 电针：具体取穴如下。

第 1 组：髀关（患侧）、伏兔（患侧）、风市（患侧）、中渎（患侧）。

第 2 组：阳陵泉（患侧）、足三里（患侧）、三阴交（患侧）、阿是穴。

普通针刺后连接电针，每 4 个穴位为 1 组，2 组 / 次，每次留针 20~30 分钟，每日 1 次。

3. 温针灸：具体取穴如下。

第 1 组：髀关（患侧）、伏兔（患侧）。

第 2 组：风市（患侧）、中渎（患侧）。

第 3 组：阳陵泉（患侧）、足三里（患侧）。

针刺后，选取上述穴位，2 个穴位为 1 组，将艾炷置于针柄上，点燃艾炷施灸，每次选取 1 组穴位，以上 3 组穴位交替使用，每日上午、下午各 1 次。

4. 拔罐：具体取穴如下。

第 1 组：髀关（患侧）、伏兔（患侧）。

第 2 组：风市（患侧）、中渎（患侧）。

第 3 组：阳陵泉（患侧）、足三里（患侧）。

选取以上穴位，2 个穴位为 1 组，施以拔罐，每次选取 1 组穴位，以上 3 组穴位交替使用，留罐时间为 5~8 分钟，以皮肤潮红为度，每日 1 次。

5. 穴位注射：具体取穴如下。

第 1 组：髀关（患侧）、伏兔（患侧）。

第 2 组：风市（患侧）、中渎（患侧）。

第 3 组：阳陵泉（患侧）、足三里（患侧）。

选取以上穴位，2 个穴位为 1 组，施以穴位注射，每次选取 1 组穴位，以上 3 组穴位交替使用，每日 1 次；穴位注射用药为复方当归注射液 2ml＋地塞米松磷酸钠注射液 0.5ml。

6. 穴位贴敷：具体取穴如下。

髀关（患侧）、伏兔（患侧）、风市（患侧）、中渎（患侧）、阿是穴。

选取上述 5 个穴位，每日 1 次。

7. 中药热熨疗法：具体部位如下。

臀部（髀关、伏兔）。

操作时将加热好的中药药包置于患病部位或特定穴位上，利用温热之力使药性通过体表透入经络、血脉。每日 1 次。

8. 梅花针治疗：患者侧卧于治疗床上，患侧在上，患处常规消毒，梅花针叩刺，视病情轻重掌握刺激强度，以皮肤潮红为度，隔日 1 次，5 次为 1 个疗程。

9.刺络拔罐疗法：患者侧卧于治疗床上，患侧在上，常规消毒后，用三棱针在患侧髂前上棘内侧 1~1.5cm 处及髂前上棘下方 3~6cm 处寻找条索样物，在风市穴或梁丘穴处点刺放血，用大小适宜之火罐闪火拔罐。留罐 10 分钟，3 日 1 次，5 次为 1 个疗程。

10.中药汤剂：可予牛膝、当归、甘草、桂枝、独活、细辛、大枣、通草、芍药煎煮口服。若是患侧遇冷疼痛加剧，可以配伍细辛、川乌；瘀血严重者，可以加用红花、桃仁、土鳖虫。

五、预防调护

（1）饮食：宜清淡、高营养，多吃富含维生素的瓜果蔬菜等食物，避免过甜、油腻、高尿酸食物。戒烟、戒酒。

（2）运动：坚持进行低强度或中等强度的有氧运动，避免高强度运动，疾病发作期运动强度应降低或暂停运动。

（3）生活方式：肥胖者适度减肥，将血糖控制在合理范围，保持正常作息和充分睡眠。衣着应宽松合体，避免穿紧身衣裤和扎过紧的腰带。

（4）情绪心理：家属及患者应保持积极乐观的心态。

按语：股外侧皮神经炎患者以中年男性为多见，发病过程缓慢渐进，患者自觉大腿前外侧皮肤呈针刺样疼痛，同时伴有异常感觉，如蚁走感、烧灼感、寒凉感、麻木感等。本病通常发病呈单侧性，少数双侧性，开始发病时疼痛呈间断性，逐渐变为持续性，有时疼痛可十分剧烈。衣服摩擦、动作用力、站立或行走过久时，症状可加重，休息后症状可缓解。

第二节 梨状肌综合征

梨状肌综合征是引起急、慢性坐骨神经痛的常见疾病。一般认为，腓总神经高位分支自梨状肌肌束间穿出，或坐骨神经从梨状肌肌腹中穿出。当梨状肌受到损伤，发生充血、水肿、痉挛、粘连和挛缩时，该肌间隙或该肌上、下孔变狭窄，挤压其间穿出的神经、血管，因此而出现的一系列临床症状和体征称为梨状肌损伤综合征。

一、中医常见辨证分型

依据症状及四诊合参分为气滞血瘀证、风寒湿痹证、湿热痹阻证、肝肾亏虚证。

1. 气滞血瘀证：臀痛如锥，拒按，疼痛可沿大腿后侧向足部放射，痛处固定，动则加重，夜不能眠，舌暗红，苔黄，脉弦。

2. 风寒湿痹证：臀腿疼痛，屈伸受限。偏寒者得寒痛增，肢体发凉，畏冷，舌淡，苔薄腻，脉沉紧。偏湿者肢体麻木，酸痛重着，舌淡，苔白腻，脉濡缓。

3. 湿热痹阻证：臀腿灼痛，腿软无力，关节重着，口渴不欲饮，尿黄赤，舌质红，苔黄腻，脉滑数。

4. 肝肾亏虚证：臀部酸痛，腿膝乏力，遇劳更甚，卧则减轻。偏阳虚者面色无华，手足不温，舌质淡，脉沉细；偏阴虚者面色潮红，手足心热，舌质红，脉弦细数。

二、诊断标准

参照 2020 年上海科学技术出版社出版的普通高等教育中医药类"十三五"规划教材《中医骨伤科学》。

（1）患者常有下肢损伤或慢性劳损史，如闪、扭、跨越、下蹲，由蹲位突变直立和负重行走等，或部分患者有受凉史，常发于中老年人。

（2）臀部疼痛，严重者呈持续样"乃割痛"或"烧灼样痛"，多伴有下肢放射痛、跛行或不能行走。

（3）梨状肌局部压痛明显，可触及条索状硬结，直腿抬高试验60°内疼痛明显，超过 60° 后疼痛减轻，梨状肌紧张试验阳性。

（4）X 线检查排除腰椎间隙变窄及髋关节骨性疾病。

三、推拿治疗

1. 治疗原则：舒筋通络，活血止痛。

2. 取穴与部位：环跳、承扶、风市、阳陵泉、委中、承山、太溪、昆仑、涌泉及臀部、下肢等。

3. 推拿手法：㨰、按、揉、点、压、弹拨、擦、振及被动运动等放松肌肉类手法。

4. 操作方法

（1）**按揉松筋法**：患者取俯卧位，自然放松，术者叠掌按揉患部肌肉，反复按揉使局部由僵硬变为松软，以有发热感为度。

（2）弹拨筋络法：术者以双手拇指用力触及梨状肌，患者取俯卧位，医者施以局部点、按、弹拨、揉，然后沿与肌纤维走行方向垂直的方向来回弹拨 10 次左右（图 1-28）。

（3）尖点按法：术者屈肘，以肘尖在痛点明显处按压 3 分钟，力量务必由轻到重，再由重到轻，缓缓抬起，有较好的解痉止痛之效。

（4）理筋整复法：施掌推法或深按法，顺肌纤维方向反复推压 5~8 次，力达深层，再以肘尖深压梨状肌 2~3 分钟（图 1-29）。

（5）舒筋活血法：医者一手扶髋臀部，一手托扶患者下肢，做屈膝屈髋、外展及旋外等被动运动，反复数次，使之滑利关节，松解粘连，最后施擦法擦热局部。

（6）拔伸牵拉弹拨复位法：患者取健侧卧位，健侧下肢屈曲，患侧下肢伸直，第一助手固定患者肩、背，第二助手双手握住患侧下肢踝部，两名助手呈对抗性牵引，牵引力在同一直线上。术者位于患者背侧，以双手拇指用力触及梨状肌，让患者取俯卧位，医者施以局部点、按、弹拨、揉，然后沿着与肌纤维走行方向垂直的方向来回弹拨，可感到梨状肌肌肉松弛，表明已经复位（图 1-30）。

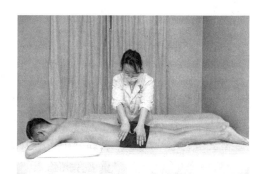

图 1-28　弹拨梨状肌

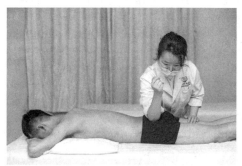

图 1-29　肘按梨状肌

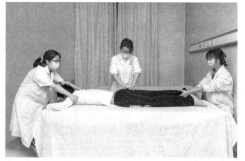

图 1-30　拔伸牵拉弹拨复位法

四、其他疗法

1.普通针刺：取大肠俞、秩边、居髎、承扶、三阴交等穴，针法以捻转泻法为主，中等强度刺激，留针 5 分钟。

2. 电针：具体取穴如下。

大肠俞（患侧）、承扶（患侧）、秩边（患侧）、居髎（患侧）、三阴交（患侧）、阿是穴（患侧）。

随证加减：气滞血瘀证配肝俞、血海、大椎、支沟、阳陵泉；风寒湿证配阴陵泉、地机、华佗夹脊穴、腰阳关、委阳、阿是穴；肝肾亏虚证以肾阳虚为主配太溪、命门，以肝肾阴虚为主配太溪、志室、承山等。

根据不同证型采取补泻手法。急性发作以泻法为主，慢性发作以平补平泻为主，以有酸麻感向远端放射为宜。普通针刺后连接电针，每 4 个穴位为 1 组，4 组 / 次，每次留针 20~30 分钟，每日 1 次。

3. 温针灸：具体取穴如下。

第 1 组：大肠俞（患侧）、承扶（患侧）。

第 2 组：承扶（患侧）、秩边（患侧）。

第 3 组：秩边（患侧）、居髎（患侧）。

第 4 组：大肠俞（患侧）、居髎（患侧）。

针刺后，选取上述穴位，2 个穴位为 1 组，将艾炷置于针柄上，点燃艾炷施灸，每次选取 1 组穴位，以上 4 组穴位交替使用，每日上午、下午各 1 次。

4. 拔罐：具体取穴如下。

第 1 组：大肠俞（患侧）、承扶（患侧）、阿是穴（患侧）。

第 2 组：秩边（患侧）、居髎（患侧）、阿是穴（患侧）。

选取以上穴位，3 个穴位为 1 组，施以拔罐，每次选取 1 组穴位，以上 2 组穴位交替使用，留罐 5~8 分钟，以皮肤潮红为度，每日 1 次。

5. 穴位注射：具体取穴如下。

第 1 组：大肠俞（患侧）、承扶（患侧）。

第 2 组：秩边（患侧）、居髎（患侧）。

选取以上穴位，2 个穴位为 1 组，施以穴位注射，每次选取 1 组穴位，以上 2 组穴位交替使用，每日 1 次；穴位注射用药为复方当归注射液 2ml+ 地塞米松磷酸钠注射液 0.5ml。

6. 穴位贴敷：具体取穴如下。

大肠俞（患侧）、承扶（患侧）、秩边（患侧）、居髎（患侧）、三阴交（患侧）。

选取上述 5 个穴位予张氏正骨膏贴敷，每日 1 次。

7. 中药热熨疗法：具体部位如下。

下腰部、骶部（大肠俞）、臀部（左环跳）、右臀部（秩边、居髎）。

操作时将加热好的中药药包置于患病部位或特定穴位上，利用温热之力使药性通过体表透入经络、血脉。每日 1 次。

8. 针刀治疗

定位：患者取侧卧位，皮肤常规消毒，铺巾，选 2 个标记点，髂后上棘与尾骨尖连线中点和股骨头大转子顶部连线的外 1/3 为一点，此点与股骨头大转子顶连线中点为另一点，在 2 个标记点处进针。用龙胆紫定位，后消毒。

定向：使针刀的刀口线与大血管、神经及肌纤维走向平行，若肌纤维方向不与神经、血管平行，以神经、血管方向为准。

加压分离：右手拇指、食指捏住针柄，其余 3 指托住针体，稍加压力而不刺破皮肤，在进针点处形成一个长形凹陷，使刀口下的神经、血管分离到刀口两侧。

刺入：继续加压，感到坚韧时，说明刀口下组织已接近病变处，稍加压即可刺破皮肤，刺到需要深度，施行剥离手法，针刀直刺至髋臼上缘和股骨颈关节囊处。

9. 中药汤剂

（1）气滞血瘀证

治法：行气活血，祛瘀止痛。

推荐方药：逐瘀止痛汤加减。丹参、当归、牛膝、枳壳、三七、红花、没药、五灵脂、酒大黄、骨碎补、续断、延胡索、香附、土鳖虫等。

中成药：七厘散等。

（2）风寒湿痹证

治法：祛风除湿，散寒止痛。

推荐方药：蠲痹汤加减。羌活、独活、肉桂、秦艽、当归、川芎、炙甘草、海风藤、桑枝、乳香、木香等。

中成药：云南白药膏、追风透骨丸等。

（3）湿热痹阻证

治法：清利湿热，通络止痛。

推荐方药：加味二妙散加减。苍术、黄柏、防己、车前子、萹蓄、蚕沙、泽泻、忍冬藤、赤芍、伸筋草、地龙、木瓜等。

中成药：二妙丸等。

（4）肝肾亏虚证

治法：滋补肝肾，强筋壮骨。

推荐方药：独活寄生汤加减。独活、桑寄生、杜仲、牛膝、泽兰、狗脊、木瓜、五加皮、肉桂、茯苓、细辛、防风、秦艽等。

中成药：独活寄生丸等。

10. 中药熏药、涂擦、热奄包治疗：气滞血瘀证选用活血止痛汤加减（香附、地骨皮、透骨草、红花、五加皮、生姜等）治疗。风寒湿痹证选用祛风活络汤加减（乌梢蛇、木瓜、伸筋草、丁香、红花、川乌等）治疗。肝肾亏虚证选用补肾壮骨汤加减（牛膝、肉桂、土鳖虫、川乌、附子、制马钱子等）治疗。将中药熬成汤剂熏洗或涂擦患处，或将中药加热，用治疗巾包裹后外敷患处。

11. 银质针温灸法

（1）患者取俯卧位，在髂后上棘与坐骨结节下缘连线的上 1/3 与下 2/3 交界处，选准软组织压痛点为进针点，无菌操作下在每个进针点行 0.2% 利多卡因注射液皮内注射，皮丘直径约 1cm。根据患者胖瘦在进针点选择 12cm 长的银质针，缓缓垂直进针 4~8cm 达梨状肌部，出现下肢放射麻木感时退针 5mm，并向一侧偏斜 25°~30°，再进针 10mm，纵形分离松解坐骨神经一侧 3 次。然后以同样的方法松解坐骨神经的另一侧，最后横行弹拨 2~3 次。坐骨结节上部（6 枚，针距为 1.0~1.5cm）分 2 行呈弧形直刺达骨膜。

（2）在股骨大粗隆尖部附着处选准软组织压痛点（单侧约 4 枚），无菌操作下每个进针点行 0.2% 利多卡因注射液皮内注射，皮丘直径 1cm。选择 10~12cm 长的银质针，分别刺入皮丘，向病变方向做直刺或斜刺，经过软组织病变区，直达大粗隆尖端部附着处，引出较强针感。

（3）在每一支银针的圆球形针尾上装一艾球点燃，艾球直径 2cm，燃烧时患者自觉有来自深层组织的温热感。若艾球燃烧至热值高峰时，因针体选择欠长会使针孔周围皮肤产生灼痛难忍感，此时可用装好生理盐水的 20ml 注射器，将水从针头喷出至高热的针柄，瞬间即可降温而消除灼痛。但切勿使用酒精代替生理盐水，以免引燃酒精发生烫伤。

（4）艾火熄灭后，待针身冷却后方可起针，针孔涂以 2% 碘酒，3 天内不接触水和不洁物，在同一病变治疗区仅做一次热灸治疗，多个病变区域的治疗，间隔时间以 2~3 周为宜。

五、预防调护

（1）体位指导：患者应多卧床休息，保持患肢在外展外旋位，避免髋关节的旋转动作，使梨状肌处于放松状态。

（2）饮食调理：患者宜食高蛋白、高维生素、高纤维素饮食，多饮温开水，多食新鲜水果蔬菜，保持大便通畅。

（3）情志调摄：主动与患者沟通，及时解除其心理障碍，消除个别患者因疾病引起的恐惧或对治疗效果的疑虑。

（4）功能锻炼：①做髋关节内外旋、内收外展被动训练。②患侧下肢力量锻炼，如空蹬练习法。③腰背肌功能锻炼，如五点支撑法、三点支撑法、飞燕法等。

按语： 本病以梨状肌痉挛、炎性水肿为病理特点。推拿治疗的关键是缓解梨状肌痉挛，解除对神经、血管的压迫，同时加速血液循环，促进新陈代谢，改善局部组织的营养供应，以利于损伤组织的修复。因梨状肌位置较深，临床常用按揉法和弹拨法操作。治疗时避免使用蛮力，以防加重病情。

第三节　骶髂关节损伤

骶髂关节损伤是骶髂关节受外力作用或妇女产后关节面对合不良所引起的关节或韧带损伤，可造成腰腿痛或盆腔脏器功能紊乱等症状，本病是引起腰腿痛的常见病因之一，好发于青壮年，尤以产后女性和运动员多见，长期的腰痛也可诱发本病。本病属中医学"腰骶痛"范畴。

一、中医常见辨证分型

参照腰骶痛分为寒湿阻络证、湿热痹阻证、瘀血阻络证、肝肾亏虚证。

1.寒湿阻络证： 骶髂冷痛，酸胀麻木，渐渐加重，转侧不利，静卧痛不减，恶寒畏风，肢体沉重发凉，阴雨天疼痛加重，舌质淡，苔白或腻，脉沉紧或濡缓。

2.湿热痹阻证： 多为急性期，骶髂部疼痛，腿软无力，步履困难，遇温热或阴雨天痛增，痛处伴有热感，活动后痛减，恶热口渴，小便短赤，舌质偏红，苔黄腻，脉濡数或弦数。

3.瘀血阻络证： 骶髂痛如刺，痛有定处，日轻夜重，腰部板硬，俯卧、旋转受限，痛处拒按，舌质紫暗，或舌边有瘀斑，脉弦紧或涩。

4.肝肾亏虚证： 多见于慢性骶髂痛或反复发作、久治不愈的患者，腰腿酸痛，腿膝无力，喜揉喜按，筋转跟痛，遇劳则甚，休息后缓解，有时伴有耳鸣、重听，舌红少苔，脉弦细数。

二、诊断标准

参照 2020 年人民卫生出版社出版的"十二五"普通高等教育本科国家级规划教材《推拿治疗学》。

（1）有外伤史或分娩史。

（2）骶髂关节周围疼痛，骶髂关节处压痛。

（3）两侧下肢不等长。

（4）"4"字试验阳性，骨盆分离和挤压试验阳性。

三、推拿治疗

1. 治疗原则：舒筋通络，活血化瘀，松解粘连，理筋整复。

2. 取穴与部位：八髎、秩边、环跳、委中及骶髂关节。

3. 推拿手法：㨰、按、揉、弹拨、扳、擦及被动运动手法。

4. 操作方法

【骶髂关节损伤治法】

（1）㨰法、掌按揉法：患者取俯卧位，医生站于患者身侧，用㨰法、掌按揉法于骶棘肌和骶髂关节及臀部施术，以放松局部肌肉，时间约 5 分钟。

（2）按揉弹拨法：在患侧骶髂关节处重点施拇指按揉，并弹拨痉挛的臀上皮神经等处的条索状物，以分解粘连，时间约 3 分钟。

（3）点按穴位法：点按患侧八髎、环跳、秩边、委中等穴，以酸胀为度，达到解痉止痛之目的，时间约 3 分钟。

（4）运动关节法：医生做髋关节后伸、外展被动运动各 5 次。

（5）擦法：在患侧骶髂关节施擦法，以透热为度。可配合湿热敷。

【骶髂关节错位（半脱位）治法】

（1）整复向前错位的方法（以右侧为例）：患者仰卧于床沿，两下肢伸直。助手按压左下肢膝关节，医生站于患者右侧，右手握患者右踝或小腿近端，左手扶按右膝。先屈曲右侧髋膝关节，往同侧肩部方向按压（图1-31），再往对侧季肋部过屈右髋膝关节，趁患者不注意时用力下压（图1-32）。可闻及关节复位响声或手下

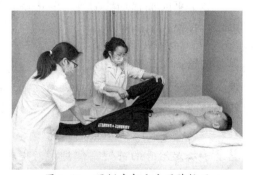

图 1-31 同侧肩部方向屈膝按压

有关节复位感。

（2）整复向后半脱位的方法（以左侧为例）：患者俯卧于床沿，医生站于患者左侧，右手托患肢膝上部，左掌根压左骶髂关节，先缓缓旋转患肢5~7次，尽可能上提患者左侧大腿，过伸患肢，左手同时用力下压骶髂关节，两手成相反方向的推按，可闻及关节复位响声或手下有关节复位感（图1-33）。

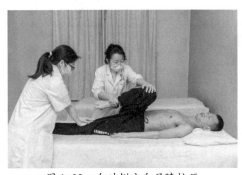
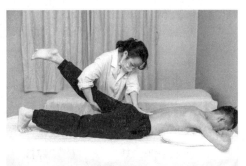

图1-32　向对侧方向屈膝按压　　　　图1-33　整复向后半脱位

四、其他疗法

1. 普通针刺： 取腰痛点、后溪穴强刺激，另取气海俞、大肠俞、关元俞、秩边深刺，得气感强烈后留针20分钟，每日1~2次。

2. 中药热奄包治疗： 患者取俯卧位，中药包蒸（煮）热后敷于腰骶部，温度要维持在40℃左右，每日1次，每次20分钟。

五、预防调护

（1）注意保暖，纠正跷二郎腿等不良姿势，治疗期间宜多卧床休息，不宜坐矮凳。

（2）平时加强功能锻炼，前错位者宜做患肢正压腿锻炼，后错位者宜做前弓后箭式锻炼（患肢在后）。

按语： 对于骶髂关节是否错位的诊断目前尚存在争议，部分学者从解剖角度认为骶髂关节难以错位，但大量临床经验表明，以骶髂关节错位整复手法治疗腰腿痛取得了满意的疗效。推拿治疗应首先明确是前错位还是后错位，临床统计数据显示，右侧以前错位多见，左侧以后错位居多。根据错位类型选用相应的整复手法是治疗的关键，但对于老年患者应慎用，妊娠期患者应禁用。本病由于部分患者伴有盆腔脏器功能紊乱症状，常被误诊为其他病，临床应注意鉴别。

第四节 膝关节骨性关节炎

膝关节骨性关节炎是一种以膝关节软骨退行性变和关节周围骨质增生为病理特征的慢性进行性骨关节病。中医认为肾主骨，肝主筋，中年以后，肝肾渐衰，肾虚不能主骨，肝虚无以主筋，加之风寒湿邪乘虚而入，卫阳衰弱，合而成痹，局部气血瘀滞，筋脉不通，不通则痛，发为本病。

一、中医常见辨证分型

1. 风寒湿痹证：肢体关节酸楚疼痛，痛处固定，有如刀割或有明显重着感，或患处表现肿胀感，关节活动欠灵活，畏风寒，得热则舒，舌质淡，苔白腻，脉紧或濡。

2. 风湿热痹证：起病较急，病变关节红肿、灼热、疼痛，甚至痛不可触，得冷则舒，可伴有全身发热，或皮肤红斑、硬结，舌质红，苔黄，脉滑数。

3. 瘀血闭阻证：肢体关节刺痛，痛处固定，局部有僵硬感，或麻木不仁，舌质紫暗，苔白而干，脉涩。

4. 肝肾亏虚证：膝关节隐隐作痛，腰膝酸软无力，酸困疼痛，遇劳更甚，舌质红，少苔，脉沉细无力。

二、诊断标准

参照中华医学会骨科学分会制定的《骨关节炎诊疗指南（2018 年版）》。

（1）近 1 个月内反复的膝关节疼痛。

（2）下骨硬化和（或）囊性变、关节边缘骨赘形成，X 线片（站立位或负重位）示关节间隙变窄、软骨。

（3）年龄 ≥ 50 岁。

（4）晨僵时间 ≤ 30 分钟。

（5）活动时有骨摩擦音（感）。

注：满足诊断标准 1+（2、3、4、5 条中的任意 2 条）可诊断膝关节骨性关节炎。

三、推拿治疗

1. 治疗原则：舒筋通络，活血化瘀，松解粘连，滑利关节。

2. 取穴与部位： 大腿、小腿、腘窝部、膝眼。

3. 推拿手法： 拿法、滚法、推法、揉法、一指禅。

4. 操作方法： 治疗者以拿法或滚法施于大腿后侧（腘绳肌）、小腿后侧约2分钟（图1-34）。推、揉或一指禅推腘窝部2分钟。患者仰卧，下肢伸直放松，先以滚法施于患肢阔筋膜张肌、股四头肌、内收肌群约3分钟（图1-35）。然后以摩、揉或一指禅推法施于内外膝眼、阿是穴，每穴操作约40秒。患者仰卧，下肢伸直放松，移去垫枕。推髌骨，向上、下、内、外各方向推动髌骨，先轻柔地推动数次，再将髌骨推至极限位，维持2~3秒，反复3次（图1-36）。

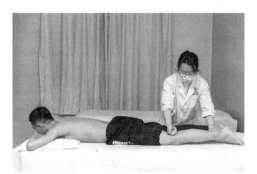

图1-34　滚大腿后侧

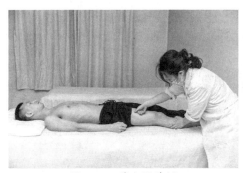

图1-35　滚大腿前侧

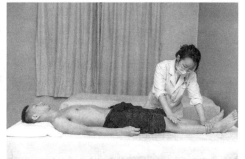

图1-36　推髌骨

四、其他疗法

1. 中药汤剂

（1）风寒湿痹证

治则：祛风散寒，除湿止痛。

推荐方药：防己黄芪汤合防风汤加减。防风、防己、黄芪、羌活、独活、桂枝、秦艽、当归、川芎、木香、乳香、甘草。

（2）风湿热痹证

治则：清热疏风，除湿止痛。

推荐方药：大秦艽汤加减。秦艽、当归、甘草、羌活、防风、白芷、熟地黄、茯苓、石膏、川芎、白芍、独活、黄芩、生地、白术、细辛等。

（3）瘀血闭阻证

治则：活血化瘀，舒筋止痛。

推荐方药：身痛逐瘀汤加减。桃仁、红花、当归、五灵脂、地龙、川芎、没药、香附、秦艽、牛膝、甘草。或者口服独一味软胶囊。

（4）肝肾亏虚证

治则：滋补肝肾，强壮筋骨。

推荐方药：左归丸（偏肾阴虚）、右归丸（偏肾阳虚）加减。熟地黄、淫羊藿、骨碎补、土茯苓、川牛膝、炒莱菔子、秦艽、白芍、鸡血藤、鹿衔草、全蝎粉（冲）、蜈蚣粉（冲）、土鳖虫粉（冲）。或者口服仙灵骨葆胶囊。

2. 普通针刺：患者取坐位或仰卧位。

局部取穴：血海、梁丘、内膝眼、外膝眼、阳陵泉、阴陵泉、足三里。远道取穴：昆仑、悬钟、三阴交、太溪。

方法：用透刺法，血海透梁丘、内膝眼透外膝眼。各互透之穴两针针尖相对，成一直线，针刺得气后，两针针尖相对之穴施平补平泻手法 1 分钟，30 分钟后，各对刺之穴分别施平补平泻手法 1 分钟，然后出针，每天 1 次，10 次为 1 个疗程。

3. 中药热熨疗法：独活、鸡血藤、干姜、千年健、伸筋草、牛膝、川芎、延胡索、乳香、没药各 30g，透骨草、桂枝、防风、当归、续断各 15g，上药装入药包，蒸煮 30 分钟后取出，热敷膝关节处，热敷时外用薄膜包裹，凉后取下。隔日 1 次，5 次为 1 个疗程。

4. 手术治疗：对于病情较重、具有相应适应证的患者，可以选择关节镜清理、截骨和关节置换等手术治疗。

（1）关节镜下关节清理术：适用于中期、晚期膝关节骨性关节炎患者。

（2）膝关节置换术：适用于患膝关节疼痛进行性加剧，行走困难，保守治疗无效者。X 线片示膝关节严重退行性变，关节间隙明显变窄或消失，骨赘形成，髌骨增生明显，关节内游离体形成。

五、预防调护

（1）不要盲目地反复屈伸膝关节、揉按髌骨。

（2）注意防寒湿、保暖，避免膝关节过度劳累。

（3）尽量减少上下台阶等使膝关节屈曲负重的运动，以减少关节软骨的磨损。

按语:（1）膝关节骨性关节炎患者以老年人居多，对疾病没有正确的认识，应在治疗前后做好健康教育和解释沟通，指导其养成健康的生活习惯，延缓关节退变过程，严重的患者必要时也要行人工关节置换手术。

（2）膝关节骨性关节炎病程较长，出院后的治疗和康复很重要，患者的可控性不强，应加强随访工作。

（3）关节镜手术后关节活动功能障碍主要原因有关节肿胀、疼痛恐惧等，可行关节内穿刺、关节灌洗等疗法治疗，必要时配合非甾体类抗炎药治疗。

第五节　髌上滑囊炎

髌上滑囊炎是指膝关节遭受撞击、扭伤、慢性劳损等，导致关节滑囊层损伤，发生充血、渗出，关节腔内大量积液、积血，临床以关节肿胀、疼痛，运动困难为主要特征的一种病症。

一、中医常见辨证分型

依据症状及四诊合参分为风寒湿痹证、风湿热痹证、瘀血闭阻证、肝肾亏虚证。

1.风寒湿痹证: 肢体关节酸楚疼痛，痛处固定，有如刀割或有明显重着感或患处表现肿胀感，关节活动欠灵活，畏风寒，得热则舒，舌质淡，苔白腻，脉紧或濡。

2.风湿热痹证: 起病较急，病变关节红肿、灼热、疼痛，甚至痛不可触，得冷则舒，可伴有全身发热，或皮肤红斑、硬结，舌质红，苔黄，脉滑数。

3.瘀血闭阻证: 肢体关节刺痛，痛处固定，局部有僵硬感，或麻木不仁，舌质紫暗，苔白而干，脉涩。

4.肝肾亏虚证: 膝关节隐隐作痛，腰膝酸软无力，酸困疼痛，遇劳更甚，舌质红，少苔，脉沉细无力。

二、诊断标准

参照2010年吉林电子出版社出版的《中西医结合治疗软组织损伤》。

1.疼痛: 髌上滑囊部疼痛明显，做全蹲位活动过久，疼痛加剧，有时夜间不能安睡，疼痛沿肌肉放射至远端。有局部压痛。

2.关节肿胀: 在膝关节前方和髌上滑囊区可见隆起。肿胀上界可至髌上

5~6cm。髌骨周围的生理凹陷消失，其程度视积液多少而定。检查有波动感。

3. 关节活动受限：尤以伸屈活动受限，患者往往做双手护膝的保护动作。这主要是囊壁增厚，肌腱粘连所致。

4. 浮髌试验：患者取仰卧位，下肢伸直，放松股四头肌。检查者以左手虎口挤压髌骨上囊，使关节内积液集中于髌骨下方；用右手食指和中指做垂直方向按压髌骨。按压速度要快，速按压速放开。如积液多时（50ml 以上），可有髌骨浮动感，浮髌试验阳性。

5. 关节积液诱发膨出试验：阳性。患者取仰卧位，放松股四头肌，术者用掌根从患膝内侧由下向上推，将积液推至髌上囊，然后再将积液挤至上内侧，如见到膝内上有膨出波动现象，即为阳性。

6. X 线检查：一般无特殊，当囊壁钙化时，可见不规则钙化阴影。

三、推拿治疗

1. 治疗原则：活血化瘀，消肿止痛。

2. 取穴与部位：血海、鹤顶、伏兔、犊鼻、内膝眼、外膝眼、阴陵泉、阳陵泉、梁丘，股四头肌，大腿后侧、内侧，腘窝及小腿后侧、内侧。

3. 推拿手法：一指禅推、擦法、按揉、拔伸、牵抖、拍法、搓法、活动关节类手法。

4. 操作方法

推拿手法：患者取仰卧位，先擦、揉、搓髌部及其周围，点叩、按拨血海、鹤顶、伏兔等穴，然后弹拨、揉拿放松腘绳肌、膝髌韧带、外侧副韧带，点叩、按拨犊鼻、内膝眼、外膝眼（图 1-37）、鹤顶、阴陵泉、阳陵泉、梁丘等穴，擦股四头肌；然后让患者取俯卧位，予揉、点按、擦、活动关节类手法施于大腿后侧、内侧，腘窝及小腿后侧、内侧，手法要求均匀柔和，重点在腘部，最后做活动关节类手法，如膝关节屈伸、内旋、外旋运动（图 1-38），并予膝关节搓法（图 1-39）结束。每次治疗约20 分钟，每天 1 次，10 次为 1 个疗程。

点穴疗法：①放松手法。患者取仰卧位，患肢伸直，医者立于患侧，在髌上部及膝关节两侧行揉法放松肌肉约 5 分钟。②弹筋点穴。行弹点法，食、中指并拢伸直，垂腕，以意

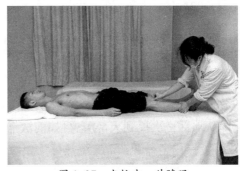

图 1-37　点按内、外膝眼

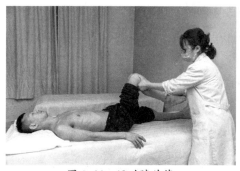

图 1-38　运动膝关节

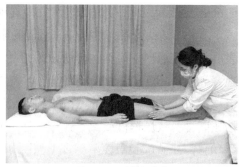

图 1-39　搓膝关节

领气，食指为辅，中指为主，力贯于中指，以肘关节的屈伸带动中指准确地弹点在血海、梁丘、伏兔、足三里、阳陵泉等穴位上，力度适中，速度快（200 次 / 分左右），每穴约 1 分钟。③捋筋顺气，行循按法。从膝关节上 10 寸到膝关节下10 寸，按照膝关节外侧三阳经——足阳明经、足少阳经、足太阳经，膝关节内侧足厥阴肝经、足少阴肾经、足太阴脾经顺序，以中指或拇指在经络循行线上或揉，或压，或点，往返进行循按，其中若有阳性反应点应加强刺激，每条经络循按 3 遍。④活动关节。一手托住腘窝部，一手握踝屈伸膝关节，活动关节10~20 次，然后以拍法结束。每天 1 次，10 次为 1 个疗程。

四、其他疗法

1. 普通针刺

体位：坐位或仰卧位。

局部取穴：血海、梁丘、内膝眼、外膝眼、阳陵泉、阴陵泉、足三里。

远道取穴：昆仑、悬钟、三阴交、太溪。

方法：用透刺法，血海透梁丘，内膝眼透外膝眼。各互透之穴两针针尖相对，成一直线，针刺得气后，两针针尖相对之穴施平补平泻手法 1 分钟，30 分钟后，各对刺之穴分别施平补平泻手法 1 分钟出针，每天 1 次，10 次为 1 个疗程。主要在膝部局部穴采用烧山火手法为主，并运用中医辨证治疗。烧山火操作方法，先将穴位针刺深度分为 3 等份，当针刺透皮肤后，在应刺深度的上 1/3（天部），用紧按慢提法提插 9 次；再将针进入中 1/3（人部），依上法紧按慢提9 次；最后将针进入下 1/3（地部），又紧按慢提 9 次；然后将针 1 次退到上 1/3（即从地部一次提到天部），再如前法操作，自浅层到深层九进三退，此为一度。可反复操作至患者针下有温热感为止。出针时应快速按闭针孔。

2. 穴位注射：予复方当归注射液 2ml 于足三里穴注射。根据蒋学余主任临床研究，足三里穴是足阳明胃经的腧穴，又是下合穴之一，胃经过足三里、过膝，"是经所主病也"，足三里邻近膝关节，"是穴所主病也"。肝主筋，脾主肌肉，当归有养血柔肝、濡筋止痛之功，故于足三里穴注射当归注射液疗效显著。

3.中药热熨疗法：独活、鸡血藤、干姜、千年健、伸筋草、牛膝、川芎、延胡索、乳香、没药各30g，透骨草、桂枝、防风、当归、续断各15g，装入药包，蒸煮30分钟后取出，热敷膝关节处，热敷时外用薄膜包裹，凉后取下。隔日1次，5次为1个疗程。

4.中药汤剂

（1）风寒湿痹证

治法：祛风散寒，除湿止痛。

推荐方药：黄芪虫藤饮合防己黄芪汤合防风汤加减。黄芪、蜈蚣、僵蚕、地龙、全蝎、穿山甲、络石藤、海风藤、鸡血藤、防风、防己、羌活、独活、桂枝、秦艽、当归、川芎、木香、乳香、甘草。

（2）风湿热痹证

治法：清热疏风，除湿止痛。

推荐方药：黄芪虫藤饮合大秦艽汤加减。黄芪、蜈蚣、僵蚕、地龙、全蝎、穿山甲、络石藤、海风藤、鸡血藤、秦艽、当归、甘草、羌活、防风、白芷、熟地黄、茯苓、石膏、川芎、白芍、独活、黄芩、生地、白术、细辛等。

（3）瘀血闭阻证

治则：活血化瘀，舒筋止痛。

推荐方药：黄芪虫藤饮合身痛逐瘀汤加减。黄芪、蜈蚣、僵蚕、地龙、全蝎、穿山甲、络石藤、海风藤、鸡血藤、桃仁、红花、当归、五灵脂、川芎、没药、香附、羌活、秦艽、牛膝、甘草。

（4）肝肾亏虚证

治则：滋补肝肾，强壮筋骨。

推荐方药：黄芪虫藤饮合六味地黄丸加减。黄芪、蜈蚣、僵蚕、地龙、全蝎、穿山甲、络石藤、海风藤、鸡血藤、熟地黄、山茱萸、怀山药、牡丹皮、泽泻、茯苓、骨碎补、川牛膝。

5.穴位贴敷：予张氏正骨膏穴位贴敷，每天1次，每次约4个小时，10次为1个疗程。

注：张氏正骨膏为张瑞林老中医自创膏药，经过五代人的传承发展，现张氏正骨膏广泛用于临床，有活血化瘀、行气止痛、舒经通络的作用。

6.灸法： 将艾炷置于膝关节外膝眼处，中间隔以如姜片、附子等，灸治 4 小时左右取下，每天 1 次。

五、预防调护

（1）急性期卧床休息，避免患肢负重而渗出增多。

（2）注意保暖。

（3）急性期过后嘱患者做股四头肌自主收缩，以防肌肉萎缩。后期主动做膝关节屈伸锻炼，增强股四头肌肌力。

按语： 本病治疗的关键是减少渗出，促进吸收。急性期手法宜轻柔，防止关节内积液增多，忌用暴力按压髌上囊。后期增加运动关节类手法操作，防止关节粘连和肌肉萎缩的发生。对严重积液、膝关节肿痛明显者采用关节穿刺，将液体抽出减压。

第六节　臀上皮神经炎

臀上皮神经炎是临床上较为常见的疾病，以患侧臀部刺痛、酸痛、撕扯样痛，并有患侧大腿后部牵拉样痛，但多不过膝，弯腰起坐活动受限为主要临床表现。

一、中医常见辨证分型

依据症状及四诊合参分为寒湿阻络证、湿热痹阻证、瘀血阻络证、肝肾亏虚证。

1.寒湿阻络证： 腰腿冷痛，酸胀麻木，渐渐加重，转侧不利，静卧痛不减，恶寒畏风，肢体沉重发凉，阴雨天疼痛加重，舌质淡，苔白或腻，脉沉紧或濡缓。

2.湿热痹阻证： 多为急性期，腰部疼痛，腿软无力，步履困难，遇温热或阴雨天痛增，痛处伴有热感，活动后痛减，恶热口渴，小便短赤，舌质偏红，苔黄腻，脉濡数或弦数。

3.瘀血阻络证： 腰腿痛如刺，痛有定处，日轻夜重，腰部板硬，俯卧旋转受限，痛处拒按，舌质紫暗，或舌边有瘀斑，脉弦紧或涩。

4.肝肾亏虚证： 多见慢性腰痛或反复发作、久治不愈的患者，腰腿酸痛，腿膝无力，喜揉喜按，筋转跟痛，遇劳则甚，休息后缓解，有时伴有耳鸣、重听。偏阳虚者少腹拘急，畏寒肢冷，面色苍白，或面目、下肢浮肿，气短语怯，精神萎靡，自汗便溏，或有阳痿早泄，妇女带下清稀，舌质淡，脉沉细；偏阴虚者心烦失眠，头晕目眩，口干舌燥，面色潮红，倦怠乏力，便秘尿赤，多梦或遗精，妇女带下色黄味臭，舌红少苔，脉弦细数。

二、诊断标准

参照 2020 年上海科学技术出版社出版的普通高等教育中医药类"十三五"规划教材《中医骨伤科学》。

（1）腰臀部扭伤史或慢性劳损史。

（2）多发于中年以上患者。

（3）一侧腰臀部刺痛或酸痛，急性扭伤者疼痛较剧，可有下肢牵扯样痛，但多不过膝，弯腰多明显受限。

（4）在髂嵴最高点内侧压痛明显，局部可触及条索或硬结。

（5）必要时局部痛点封闭可作为试验性诊断方法。

三、推拿治疗

1. 治疗原则：舒筋通络，活血止痛，理筋整复。

2. 取穴与部位：腰阳关、肾俞、居髎、大肠俞、环跳、承扶、委中、承山、阳陵泉、绝骨、昆仑、阿是穴及腰臀、下肢后外侧。

3. 推拿手法：一指禅推、㨰法、按揉、摩法、拔伸、牵抖、扳、踩跷等手法。

4. 操作方法

（1）放松手法，患者取俯卧位，医生用一指禅推、㨰、按、揉手法操作于患者腰臀部及大腿后侧（图1-40），操作5~10分钟，然后以掌摩法操作于臀部及臀上皮神经点（图1-41），操作3~5分钟，以松解局部的筋结粘连。

（2）治疗手法，取患者髂内侧臀上皮神经点的条索状物，以稍重的手法进行弹拨，操作2~3分钟。

（3）结束手法，以擦法施于患者腰臀部（图1-42），重点施于患者臀

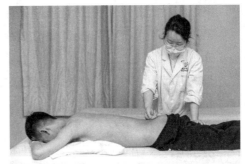

图 1-40 㨰腰臀部

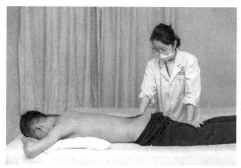

图 1-41　掌摩臀部

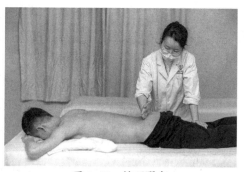

图 1-42　擦腰臀部

上皮神经痛点处，以透热为度。

上述推拿方法每次治疗 10~20 分钟，以患者耐受为度，每日 1 次。

四、其他疗法

1.普通针刺：取肾俞、气海俞、大肠俞、关元俞、环跳、委中、阳陵泉、悬钟等穴，针法以捻转泻法为主，中等强度刺激，留针 5 分钟。

2.电针：具体取穴如下。

第 1 组：肾俞（左）、气海俞（左）、大肠俞（左）、关元俞（左）。

第 2 组：肾俞（右）、气海俞（右）、大肠俞（右）、关元俞（右）。

第 3 组：环跳（左）、委中（左）、阳陵泉（左）、悬钟（左）。

第 4 组：环跳（右）、委中（右）、阳陵泉（右）、悬钟（右）。

普通针刺后连接电针，每 4 个穴位为 1 组，4 组 / 次，每次留针 20~30 分钟，每日 1 次。

3.温针灸：具体取穴如下。

第 1 组：肾俞（左）、肾俞（右）。

第 2 组：气海俞（左）、气海俞（右）。

第 3 组：大肠俞（左）、大肠俞（右）。

第 4 组：关元俞（左）、关元俞（右）。

针刺后，选取上述穴位，2 个穴位为 1 组，将艾炷置于针柄上，点燃艾炷施灸，每次选取 1 组穴位，以上 4 组穴位交替使用，每日上午、下午各 1 次。

4.拔罐：具体取穴如下。

第 1 组：肾俞（左）、肾俞（右）、气海俞（左）。

第 2 组：大肠俞（左）、大肠俞（右）、气海俞（右）。

第 3 组：关元俞（左）、关元俞（右）、环跳（左）。

选取以上穴位，3个穴位为1组，施以拔罐，每次选取1组穴位，以上4组穴位交替使用，留罐5~8分钟，以皮肤潮红为度，每日1次。

5. 穴位注射：具体取穴如下。

第1组：肾俞（左）、肾俞（右）。

第2组：气海俞（左）、气海俞（右）。

第3组：大肠俞（左）、大肠俞（右）。

第4组：关元俞（左）、关元俞（右）。

选取以上穴位，2个穴位为1组，施以穴位注射，每次选取1组穴位，以上4组穴位交替使用，每日1次；穴位注射用药为复方当归注射液2ml＋地塞米松磷酸钠注射液0.5ml。

6. 梅花针治疗：充分暴露患肢大腿外侧感觉异常区域，局部常规无菌消毒后，用一次性梅花针，以病变中心向周围叩刺，以皮肤出现潮红为度。每3天治疗1次，5次为1个疗程。

7. 中药热熨疗法：具体部位如下。

左下腰部，骶部（左大肠俞），右下腰部（右大肠俞），左臀部（左环跳），右臀部（右环跳），左腘窝（左委中），右腘窝（右委中）。

操作时将加热好的中药药包置于患病部位或特定穴位上，利用温热之力使药性通过体表透入经络、血脉。每次6个部位，每日1次。

8. 针刀治疗：患者取俯卧位，按照四步进针规程，用记号笔标记髂嵴中点直下3~4cm触及条索样硬物处，局部用络合碘消毒两遍，术者戴无菌手套，铺无菌孔巾，行松解术，针刀尖到达硬结周围组织时行疏通剥离2次，出针刀，用无菌棉球压迫止血，贴无菌创可贴。嘱患者注意休息，避免洗浴冷水，防止感染。

9. 中药汤剂

（1）瘀血阻络证

治法：活血化瘀，行气止痛。

推荐方药：黄芪虫藤饮合身痛逐瘀汤化裁。黄芪、蜈蚣、僵蚕、地龙、全蝎、穿山甲、络石藤、海风藤、鸡血藤、牛膝、生地黄、香附、羌活、秦艽、甘草、当归、川芎、苍术、黄柏、五灵脂、桃仁、没药、红花。

（2）寒湿阻络证

治法：祛风散寒利湿，温经通络止痛。

推荐方药：黄芪虫藤饮合独活寄生汤加减。黄芪、蜈蚣、僵蚕、地龙、全蝎、穿山甲、络石藤、海风藤、鸡血藤、独活、桑寄生、秦艽、防风、细辛、当归、白芍、生地黄、吴茱萸、桂枝、茯苓、杜仲、牛膝、人参、甘草。

（3）湿热痹阻证

治法：清热利湿，通筋活络。

推荐方药：黄芪虫藤饮合二妙散加减。黄芪、蜈蚣、僵蚕、地龙、全蝎、穿山甲、络石藤、海风藤、鸡血藤、黄柏、苍术、茯苓、薏苡仁。

（4）肝肾亏虚证

治法：补益肝肾，强壮筋骨。

推荐方药：黄芪虫藤饮合右归丸加减（偏阳虚者）。熟地黄、山茱萸、怀山药、肉桂、制附子、当归、鹿角胶、枸杞子、菟丝子、杜仲、伸筋草、续断。

推荐方药：黄芪虫藤饮合左归丸加减（偏阴虚者）。熟地黄、山茱萸、怀山药、龟甲胶、鹿角胶、枸杞子、菟丝子、牛膝、续断。

10.腰椎牵引：患者平躺于腰椎牵引床，牵引力量在 30~40kg，以最合适的力量进行治疗，每天 1 次，每次 20 分钟，10 天为 1 个疗程。

11.其他药物：根据辨证予补肾壮腰丸、腰痛丸口服，并予三七皂苷注射液、丹红注射液等静脉滴注。

五、预防调护

（1）急性期卧床休息，不持重，减少腰部运动。

（2）缓解期适当进行功能锻炼，如练习飞燕式、拱桥式、悬挂单杠、患肢压腿等，循序渐进，切勿急于求成。

按语：急性期手法不宜过重，以消除炎症水肿、缓解疼痛为主；缓解期手法可适当加重，松解局部筋结粘连，治疗重点在臀上皮神经痛点处，保守治疗疗效不明显者，建议行臀上皮神经松解术治疗。

第七节　踝关节扭伤

踝关节扭伤是指足过度内翻或外翻引起踝部韧带、肌腱、关节囊等软组织损伤，临床以踝部肿胀、疼痛、运动功能受限为主要表现。

一、中医常见辨证分型

1.气滞血瘀证：损伤早期，踝关节疼痛，活动时加剧，局部明显肿胀及皮下瘀斑，关节活动受限，舌红，边有瘀斑，脉弦。

2. 筋脉失养证： 损伤后期，关节持续隐痛，轻度肿胀，或可触及硬结，步行乏力，舌淡，苔白，脉弦细。

二、诊断标准

参照 2020 年人民卫生出版社出版的"十二五"普通高等教育本科国家级规划教材《推拿治疗学》。

（1）有明显的足内翻或外翻损伤史。

（2）疼痛局限在内踝或外踝处。

（3）伤处肿胀，皮下瘀血明显。

（4）运动功能受限，行走跛行。

（5）X 线片应除外骨折。

三、推拿治疗

1. 治疗原则： 活血化瘀，消肿止痛，理筋通络。

2. 取穴与部位： 外侧副韧带损伤取足三里、阳陵泉、解溪、丘墟、申脉、金门等穴及患部；内侧副韧带损伤取商丘、照海、太溪等穴及患部。

3. 推拿手法： 一指禅推、擦法、按揉、拔伸、擦法等手法。

4. 操作方法： 急性损伤期需在伤后 24~48 小时才能行推拿治疗，此期可做冰敷，每日 2 次，冰敷时间不宜超过 8 分钟。

（1）外侧副韧带扭伤

①患者取仰卧位，医生沿小腿前外侧至踝外侧用擦法、按揉法上下往返治疗，并配合按揉足三里、阳陵泉穴。时间约 5 分钟。

②医生在外踝部先按揉损伤周围（图 1–43），待疼痛稍缓解后再在损伤处按揉，手法宜轻柔缓和，时间约 5 分钟。

③医生施拔伸摇法，以一手托住患肢足跟部，另一手握住其足趾部做牵引拔伸约 1 分钟（图 1–44），在拔伸基础上轻轻摇动踝关节（图 1–45），并配合足部逐渐向内翻牵拉，然后再外翻足部，重复操作 3 次。

④医生用拇指按揉解溪、丘墟、

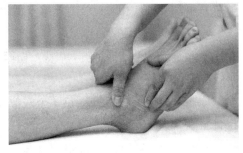

图 1–43　按揉外踝

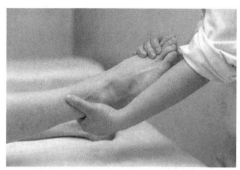

图 1-44 拔伸牵引踝关节

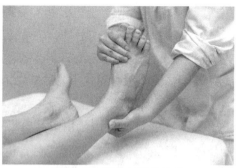

图 1-45 拔伸轻摇踝关节

申脉、金门等穴。时间约 3 分钟。

⑤医生在外踝损伤局部施擦法，以透热为度，并自下向上施理筋手法。局部可加用湿热敷。

（2）内侧副韧带损伤

①患者取患侧卧位，健肢屈曲，医生自内踝后侧经内踝下至内足弓施按揉法，重点在内踝下，手法宜轻柔。时间约 5 分钟。

②医生在内踝下用掌根揉法，配合按揉商丘、照海、太溪等穴。时间约 5 分钟。

③医生施按伸摇法，以一手托住患肢足跟部，另一手握住其足趾部做牵引拔伸约 1 分钟，在拔伸基础上轻轻摇动踝关节，并配合足部逐渐外翻牵拉，然后再内翻足部，重复操作 3 次。

④医生在内踝下施擦法，以透热为度，并自下向上施理筋手法。局部可加用湿热敷。

四、其他疗法

1. 普通针刺：取足三里、阳陵泉、解溪、丘墟、申脉、金门、商丘、照海、太溪及患部，针法以捻转泻法为主，施中等强度刺激，留针 5 分钟。

2. 电针：具体取穴如下。

患肢足三里、阳陵泉、解溪、丘墟、申脉、金门、商丘、照海、太溪、阿是穴。

普通针刺后连接电针，每 4 个穴位为 1 组，4 组 / 次，每次留针 20~30 分钟，每日 1 次。

3. 温针灸：针刺后，选取足三里、阳陵泉、解溪、照海，2 个穴位为 1 组，将艾炷置于针柄上，点燃艾炷施灸，每次选取 1 组穴位，每日 1 次。

4. 刺络拔罐疗法：选取阿是穴，用皮肤针叩刺疼痛、肿胀部，以微出血为度，加拔火罐，适用于新伤局部血肿明显者或陈伤瘀血久留、寒邪袭络者。

5. 冰敷或加压包扎：急性损伤初期，出血、肿胀明显，宜用冰敷法，冰敷时间不超过 8 分钟。或在损伤局部加压包扎，防止过多出血。

6. 穴位注射：选取足三里、阳陵泉、阿是穴行穴位注射，穴位注射用药为复方当归注射液 2ml + 地塞米松磷酸钠注射液 0.5ml。

7. 中药汤剂

（1）初期

治法：活血化瘀，消肿止痛。

推荐方药：活血止痛汤加减。当归、川芎、乳香、没药、红花、血竭、三七、赤芍。

（2）中期

治法：壮筋骨，和营血，祛瘀生新。

推荐方药：散瘀和伤汤加减。木鳖子、红花、半夏、骨碎补、甘草、独活、桃仁。

（3）后期

治法：舒经活络，温经止痛。

推荐方药：舒筋汤加减。地龙、乳香、没药、甘草、陈皮、羌活、五加皮、木瓜、桑寄生、伸筋草。

8. 针刀疗法：适用于踝关节扭伤后期，选取痛点或软组织条索处，以 1% 利多卡因局部麻醉，用针刀局部进行粘连带的松解，刀法有切、割、推、拔、针刺等。

9. 手术治疗：陈旧性或反复损伤致踝关节外侧不稳或继发半脱位，功能明显障碍者，可行外侧韧带再造术，多选用腓骨短肌腱代替断裂的外侧韧带。陈旧性损伤内侧三角韧带断裂者，可切开行韧带修补术，术后均采用石膏固定 6 周。

五、预防调护

（1）急性损伤用冰敷时，注意掌握冰敷的时间。

（2）急性期以制动为原则，避免重复扭伤，患肢抬高以利消肿。

（3）踝关节韧带损伤轻者可用绷带或胶布将踝关节固定于韧带松弛位，即外侧副韧带损伤行足外翻位固定，内侧副韧带损伤行足内翻位固定。

（4）韧带撕裂严重者，也可采用石膏托固定，3 周左右拆除外固定即可。外固定期间，应练习足趾的屈伸运动和小腿肌肉收缩。

（5）恢复期主动练习踝关节的内、外翻及跖屈、背伸运动，促进关节运动功能恢复。

按语：急性损伤应先排除骨折、脱位及韧带断裂的可能。急性期应以制动为原则，推拿以促进瘀肿吸收为主，不宜用重手法操作，以免加重损伤。恢复期手法宜深沉，使之由内而外地修复。

第八节　踝管综合征

踝管综合征是指胫后神经或其分支，经过内踝后面的屈肌支持带下方的骨纤维管时受压而引起的症候群，多是由踝管内压力过大或组织过多，造成踝关节背屈或跖屈时胫后神经及其分支受压所致。本病在临床上不易引起注意，故常易误诊。多见于经常运动的青壮年。

一、中医常见辨证分型

采用《中医病证诊断疗效标准》中踝管综合征的证候分类。

1.气滞血瘀证：由外伤、劳损所致，轻者步行久或久坐后内踝后方出现酸胀不适，休息后消失，重者足底灼痛、麻木或有蚁行感，夜重日轻，舌红苔薄，脉弦。

2.肝血不足证：局部皮肤发白、发凉，或皮肤干燥、漫肿，或见皮肤发亮变薄，趾甲失泽变脆，足底肌萎缩，内踝后方可有胀硬感，或可扪及梭形肿胀，压痛，伴放射状麻木感，舌淡，脉弦细。

二、诊断标准

参照2020年人民卫生出版社出版的"十二五"普通高等教育本科国家级规划教材《推拿治疗学》。

（1）足跖面烧灼或针刺感，或蚁行感，足底感觉减退或消失。

（2）叩击踝管可引起胫后神经分布区区域疼痛及麻木发作；跖内侧神经或跖外侧神经支配肌肉萎缩。

（3）止血带试验阳性。

三、推拿治疗

1.治疗原则：舒筋活血，散风通络，消肿止痛。

2.取穴与部位：阴陵泉、三阴交、照海、太溪、昆仑、承山、委中、足三里、内膝眼、外膝眼等穴。

3.推拿手法：点穴、搓、按、揉捻、摇、擦等手法。

4.操作方法

（1）局部顺筋法：患者患侧在下，侧卧于床上，足踝部放于床外，医者用一手拿足趾，另一手拿足跟部，将拇指置于内踝后下方，摇晃拔伸踝关节后使之外翻并背伸，拇指自踝远端向近端捋顺数次，可重复2~3次（图1-46）。

（2）点按三阴交、照海、太溪、昆仑等穴，然后施揉捻法，以解痉止痛，最后用擦法擦热局部（图1-47），并可配合局部湿热敷。

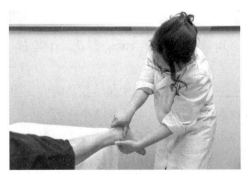
图1-46　局部顺筋法

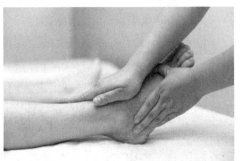
图1-47　擦踝部

四、其他疗法

1.针刀治疗

治疗原则：疏通气血，松解粘连，解除卡压。

操作方法如下。

（1）体位：患者侧卧于治疗床，患侧在下，患足内踝朝上，用枕头将脚踝垫平稳。

（2）体表定位：内踝尖与跟腱止点连线，该线与内踝后下缘的交点在分裂韧带起点处，为第1个进针点，该线与跟骨内缘的交点在分裂韧带止点处，为第2个进针点；内踝尖与跟骨结节连线，该线与内踝下缘的交点在分裂韧带的起点处，为第3个进针点，该线与跟骨内侧缘的交点在分裂韧带止点处，为第4个进针点。

（3）消毒与麻醉：施术部位常规消毒并用 0.5% 利多卡因局部注射麻醉，然后铺无菌洞巾，治疗点正对洞巾中间。

（4）针刀操作：①用Ⅰ型 4 号针刀沿进针刀 4 点对其松解。②针刀体与皮肤垂直，刀口线与分裂韧带走向平行，按针刀闭合性手术四步操作规程进针，针刀经皮肤、皮下组织、筋膜，直达骨面，沿骨面向下探寻，刀下有坚韧感时，即到达分裂韧带，以横行松解法及纵行剥离法松解 2~3 刀，范围不超过 0.5cm。③术毕，拔出针刀，局部压迫止血，视情况可用创可贴覆盖针孔。

2.中药汤剂

（1）气滞血瘀证

治法：活血化瘀，通脉止痛。

推荐方药：小活络丹加减。制天南星、制川乌、制草乌、地龙、乳香、没药等。

（2）肝血不足证

治法：养血柔肝，舒筋散结。

推荐方药：壮筋养血汤加减。当归、川芎、白芍、续断、红花、生地黄、牛膝、牡丹皮、杜仲等。

3.普通针刺：选取涌泉、太溪、照海、三阴交、地机、水泉、筑宾等穴，用平补平泻手法，得气后留针 20 分钟，10 次为 1 个疗程，可治疗 2 个疗程。

4.电针：主穴选取患侧涌泉、太溪、然谷、公孙、商丘、三阴交穴。气滞血瘀者配昆仑、承山穴；肝血不足者配血海、足三里穴。用疏密波，3~20Hz，疏密周期 6 秒，每次治疗可持续 30 分钟，10 次为 1 个疗程，可治疗 2 个疗程。

5.中药热奄包治疗：将当归、制乳香、赤芍、防风、海桐皮、骨碎补、红花、没药、川椒、独活、透骨草、生杜仲、川断、羌活、川牛膝、附子、大青盐等中药放于宽松布袋中蒸煮好后放于患处热敷，每次热敷 30 分钟，注意勿过热烫伤。

6.中药泡洗：主要采用伸筋草、苏木、防风、透骨草、刘寄奴、川芎、千年健、红花、桂枝、威灵仙、荆芥、天麻等中药煎煮，药液放温后局部泡洗，每日 1 次。

7.康复训练

（1）背屈：下肢伸直（仰卧位或坐位），只活动足踝，做背屈动作，足尖指向鼻头（同时保持膝盖伸直），至最背屈的位置坚持 5 秒钟。

（2）跖屈：下肢伸直（仰卧位或坐位），只活动足踝，做跖屈动作，足尖向下（同时保持膝盖伸直），至最跖屈的位置坚持 5 秒钟。

（3）内翻：下肢伸直（仰卧位或坐位），足趾向上，只活动足踝，使足内翻，至极限的位置坚持 5 秒钟。

（4）外翻：下肢伸直（仰卧位或坐位），足趾向上，只活动足踝，使足外翻，至极限的位置坚持 5 秒钟。

8. 封闭治疗：可用当归红花注射液 2ml，或强的松龙 25mg 加 2% 的利多卡因 10ml，适当加入维生素 B_1 注射液、维生素 B_{12} 注射液，在分裂韧带起止点各封闭 1 次，每周 1~2 次，2~3 周为 1 个疗程。

9. 物理治疗：蜡疗、半导体激光、红外线照射、电磁疗法、超声药物透入、中频治疗等，可根据患者情况每日予以单项或者多项选择性治疗。

10. 西药治疗

（1）对于感觉异常和（或）麻木明显者必要时给予营养神经药物，如维生素 B_{12}、甲钴胺等。

（2）对于伴有明显疼痛者必要时给予非甾体类镇痛消炎药解痉镇痛，如布洛芬、阿司匹林等。

11. 手术治疗：患处有占位性病变，症状严重，久治无效，或反复发作，踝管内有骨痂或瘢痕形成者可行外科开放式手术治疗。

手术方式有单纯屈肌支持带切开术，踝管、跟管、内外侧管松解术，胫后神经松解术及内镜治疗等。

五、预防调护

（1）局部手法宜轻柔，避免受风寒湿邪侵袭。

（2）减少踝关节活动，防止踝关节重复损伤，适当休息，穿宽松的鞋袜，纠正足不良姿势。

（3）使用支具可以缓解因踝管综合征引起的足部畸形。

（4）穿长筒弹力袜可缓解下肢肿胀和静脉曲张。

（5）手术后应注意伤口卫生，避免感染。

按语：手法治疗本病效果较好，这是因为手法能加速局部血液循环，促进代谢，使炎症吸收并降低踝管内压力，减少对胫后神经的刺激和压迫，从而减轻或消除临床症状。对症状严重且经保守治疗无效者，可考虑手术治疗，方法可采用切断屈肌支持带，松解胫后神经，距骨内有骨刺形成者，可同时切除。

第二篇 内科疾病

第一节 头 痛

头痛是由于外感或内伤，致使脉络拘急失养，清窍不利所引起的以头痛为主要临床表现的一类病症。常见于西医学的紧张性头痛、血管神经性头痛以及脑膜炎、高血压、脑动脉硬化、头颅外伤、脑震荡后遗症等疾病。

一、中医常见辨证分型

依据症状及四诊合参分为外感头痛和内伤头痛两大类。

（一）外感头痛

1. 风寒头痛：起病较急，其痛如破，连及项背，恶风畏寒，遇风尤甚，口不渴，苔薄白，脉多浮紧。

2. 风热头痛：头痛而胀，甚则头痛如裂，发热恶风，口渴欲饮，面红目赤，便秘溲黄，舌红，苔黄，脉浮数。

3. 风湿头痛：头痛如裹，肢体困重，胸闷纳呆，小便不利，大便或溏，苔白腻，脉濡滑。

（二）内伤头痛

1. 肝阳头痛：头胀痛而眩，心烦易怒，胁痛，夜眠不宁，口苦，舌红，苔薄黄，脉沉弦有力。

2. 肾虚头痛：头痛而空，每兼眩晕，腰痛酸软，神疲乏力，遗精，带下，耳鸣少寐，舌红，少苔，脉沉细无力。

3. 气血虚头痛：头痛而晕，心悸不宁，遇劳则重，自汗，气短，畏风，神疲乏力，面色㿠白，舌淡，苔薄白，脉沉细而弱。

4. 痰浊头痛：头痛昏蒙，胸脘满闷，呕恶痰涎，舌胖大有齿痕，苔白腻，脉沉弦或沉滑。

5. 血瘀头痛：头痛经久不愈，其痛如刺，固定不移或头部有外伤史，舌紫或有瘀斑、瘀点，苔薄白，脉沉细或细涩。

二、诊断标准

参照 2018 年上海科学技术出版社出版的普通高等教育中医药类"十三五"规划教材《中医内科学（第 3 版）》。

（1）以头痛为主症，头痛部位可在前额、额颞、颠顶、枕项，可一侧或两侧或全头痛。

（2）头痛的性质可为剧痛、隐痛、胀痛、灼痛、昏痛、跳痛等。

（3）外感头痛者多有起居不慎、感受外邪的病史；内伤头痛多有饮食、劳倦、房事不节、久病体虚等病史；瘀血头痛多有外伤病史、血瘀征象。

三、推拿治疗

1. 治疗原则：舒筋通络，行气活血，镇静止痛。

2. 头面部操作

（1）取穴与部位：印堂、头维、太阳、鱼腰、攒竹、阳白、百会、四神聪。

（2）推拿手法：一指禅推、分推、按揉、指尖击、拿、梳等手法。

（3）操作方法：患者取坐位或俯卧位。医者以一指禅推印堂（图2-1），沿发际至头维、太阳，往返5~6遍。再用拇指分推印堂，经鱼腰、太阳至耳前，反复分推3~5遍（图2-2）。然后以指按揉印堂、攒竹、鱼腰、阳白、太阳、百会、四神聪，每穴1分钟。从前额部向后颈部以指尖反复叩击1~2分钟。从前额发际处拿至风池，反复操作3分钟左右（图2-3）。从前额发际至后颈发际施以梳法，反复操作1分钟。

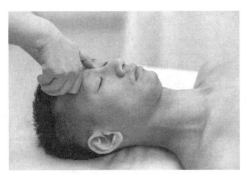

图2-1 一指禅推印堂

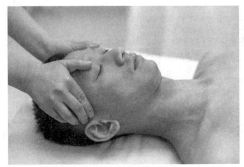

图2-2 分推印堂至鱼腰

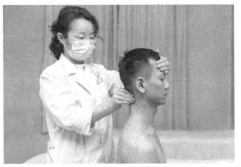

图2-3 拿颈项两侧

3. 颈肩部操作

（1）取穴与部位：肩井、风池。

（2）推拿手法：拿法、一指禅推法。

（3）操作方法：从风池至大椎两侧施以拿法，反复操作3分钟左右。一指禅推颈部两侧膀胱经、督脉，往返治疗3分钟左右。拿风池、肩井各1分钟。

4. 加减辨证

（1）风寒头痛

①用滚法在项背部施术，约2分钟。

②以指按揉肺俞、风门，每穴1分钟。

③直擦背部两侧膀胱经，以透热为度。

（2）风热头痛

①以指按揉大椎、肺俞、风门，每穴1分钟。

②拿曲池、合谷，每穴1分钟。

③拍击背部两侧膀胱经，以皮肤微红为度。

（3）风湿头痛

①以指按揉大椎、合谷，每穴1分钟。

②提捏印堂及项部皮肤，以皮肤透红为度。

③拍击背部两侧膀胱经，以皮肤微红为度。

（4）肝阳头痛

①以指按揉肝俞、阳陵泉、太冲、行间，每穴1分钟。

②从上而下推桥弓30次，两侧交替进行。

③扫散头两侧胆经循行部位20次，两侧交替进行。

（5）血虚头痛

①以指按揉中脘、气海、关元、足三里、三阴交、膈俞，每穴1分钟。

②掌摩腹部3分钟左右。

③直擦背部督脉，以透热为度。

（6）痰浊头痛

①一指禅推中脘、天枢，每穴1分钟。

②掌摩腹部3分钟左右。

③以指按揉脾俞、胃俞、大肠俞、足三里、丰隆，每穴1分钟。

（7）肾虚头痛

①以指按揉肾俞、命门、腰阳关、气海、关元、太溪，每穴1分钟。

②直擦背部督脉，横擦腰骶部，均以透热为度。

（8）瘀血头痛

①分抹前额，时间为1~2分钟。

②以指按揉攒竹、太阳、合谷、血海、太冲，每穴1分钟。

③擦前额部，以透热为度。

四、其他疗法

1. 普通针刺： 主要选取风池、太阳、百会、合谷穴，并可按照头痛部位辨经选穴，施以平补平泻手法，得气后留针30分钟，每日1次。

2. 皮肤针叩刺： 皮肤针重叩印堂、太阳、阿是穴，每次5~10分钟，直至出血。适用于风寒湿邪侵袭或肝阳上亢型头痛。

3. 三棱针刺血： 头痛剧烈时，取印堂、太阳、百会、大椎、攒竹等穴，以三棱针刺血，每穴放血3~5滴。

4. 电针： 取合谷、风池、太阳、阿是穴等，用连续波中强度刺激。适用于气滞血瘀型或顽固性头痛。

5. 耳针： 取枕、颞、额、皮质下、肝阳、神门，每次选2~3穴，毫针强刺激，留针时间视头痛缓解情况而定；也可用王不留行籽贴压；顽固性头痛还可取耳背静脉刺血。

6. 穴位注射： 根据中医证型，分别选用柴胡注射液、当归注射液、丹参注射液、川芎注射液、维生素 B_{12} 注射液，常规取2~3穴，每穴0.5ml。

7. 针刀治疗： 取头部及颈项部高张力点，用针刀进行筋膜减压，7天1次，一般2~3次即可。

五、预防调护

（1）头痛发作期，应适当休息，不宜食用炸烤辛辣、厚味食物，以防生热助火，有碍治疗，同时限制烟酒。

（2）若患者精神紧张，情绪波动，可疏导劝慰以稳定情绪。

（3）在头痛缓解后应注意情志、饮食及寒温等的调护，以防复发。

按语： 推拿治疗头痛，必须首先排除脑血管疾病急性期、颅内占位性病变、脑挫裂伤、外伤性颅内血肿等颅内器质性疾病，必须详细询问病史和进行全面体检及影像学检查，了解头痛的类型、频率、程度及其伴随症状，结合辅助检查判断引起头痛的原因。明确诊断后，施以手法治疗，对于外感或内伤引起头痛者，均能缓解，尤以偏头痛、肌收缩性头痛、感冒头痛、高血压头痛疗效显著。

第二节 面 瘫

面瘫是以口眼向一侧歪斜为主要临床表现的病症，又称"口僻""吊线风"。男女均可发病，多见于 20~40 岁，好发于冬季和夏季。

西医学中周围性面神经麻痹可参考本节内容。

一、中医常见辨证分型

依据症状及四诊合参分为风寒阻络证、风热袭络证、风痰阻络证、气虚血瘀证。

1.风寒阻络证：突然口眼歪斜，眼睑闭合不全，兼见面部有受寒史，舌淡，苔薄白，脉浮紧。

2.风热袭络证：突然口眼歪斜，眼睑闭合不全，继发于感冒发热，或有咽部感染史，舌红，苔黄腻，脉浮数。

3.风痰阻络证：突然口眼歪斜，眼睑闭合不全，或面部抽搐，颜面麻木作胀，伴头重如蒙、胸闷或呕吐痰涎，舌胖大，苔白腻，脉弦滑。

4.气虚血瘀证：口眼歪斜，眼睑闭合不全，日久不愈，面肌时有抽搐，舌淡紫，苔薄白，脉细涩或细弱。

二、诊断标准

参照 2020 年人民卫生出版社出版的"十二五"普通高等教育本科国家级规划教材《推拿治疗学》。

以一侧面部口眼歪斜伴有面部板滞、麻木、瘫痪，不能皱眉、露齿、鼓颊、吹口哨等为诊断要点。

三、推拿治疗

1.治疗原则：舒筋通络，活血化瘀。

2.取穴与部位：印堂、阳白、太阳、四白、睛明、迎香、地仓、颧髎、下关、颊车、听宫、承浆、翳风、风池、合谷。

3.推拿手法：一指禅推、按揉、抹、揉、拿、擦等手法。

4.操作方法：以患侧颜面部为主，健侧做辅助治疗。

（1）患者取仰卧位，一指禅推印堂（图 2-4），经阳白、太阳、四白、睛明、迎香、地仓、颧髎、下关至颊车，往返 5~6 遍。

（2）两手拇指自印堂交替向上抹至神庭（图 2-5），从印堂向左右抹至两侧太阳，再从印堂向左右抹上下眼眶，自睛明沿两侧额骨抹向耳前听宫，从迎香沿两侧颧骨抹向耳前听宫，治疗约 6 分钟。

（3）以指按揉牵正（图 2-6）、承浆、翳风，每穴 1 分钟。大鱼际揉面部前额及颊部 3 分钟左右。在患侧颜面部向眼方向施以擦法，以透热为度。

（4）患者取坐位，拿风池、合谷各 1 分钟。

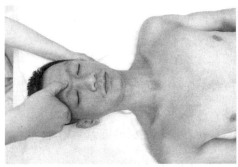

图 2-4 一指禅推印堂

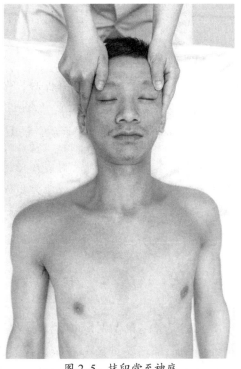

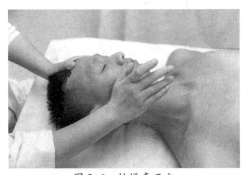

图 2-6 按揉牵正穴　　　　　图 2-5 抹印堂至神庭

四、其他疗法

1. 普通针刺：取颧髎、阳白、四白、颊车、地仓、翳风、合谷等，面部腧穴均行平补平泻法，恢复期可加灸法；在急性期，面部穴位手法不宜过重，身体远端的腧穴行泻法，且手法宜重；在恢复期，合谷行平补平泻法，足三里施行补法。

2. 皮肤针叩刺：叩刺阳白、颧髎、地仓、颊车，以局部潮红为度。适用于恢复期。

3. 刺络拔罐疗法：用三棱针点刺阳白、颧髎、地仓、颊车，尔后拔罐。每周2次，适用于恢复期。

4. 电针：取太阳、阳白、地仓、颊车，接通电针仪，以断续波刺激10~20分钟，强度以患者面部肌肉微见跳动且能耐受为度。适用于恢复期。

5. 穴位贴敷：选太阳、阳白、颧髎、地仓、颊车。将0.3~0.6g马钱子锉成粉末，撒于布上，然后贴于穴位处，5~7日换药1次；或用蓖麻仁捣烂，加麝香少许，取绿豆粒大小贴敷于穴位上，每隔3~5日更换1次；或用白附子研细末，加冰片少许做面饼，贴敷穴位，每日1次。

6. 拔罐：患侧面部闪罐，以面部潮红为度，每日1次，10次为1个疗程。

五、预防调护

（1）本病预防应注意面部保暖，做好口腔护理，可配合面部热敷，避免冷水洗脸，外出需戴口罩和围巾，饮食宜清淡，忌食生冷肥甘厚味。

（2）当神经功能开始恢复后，嘱患者对镜练习患侧面肌的随意运动。

按语：本病发病后应及时寻求治疗，可较快恢复。若患病6个月以上尚未恢复者，则痊愈可能性不大。对少数面神经功能不能恢复者，应考虑手术治疗。推拿治疗本病时应手法轻柔，防止擦破皮肤。

第三节　三叉神经痛

三叉神经是第 V 对脑神经，是含感觉纤维和运动纤维的混合神经。三叉神经痛是面部三叉神经分布区内反复发作的阵发性剧痛，又称痛性抽搐。三叉神经痛有原发（特发）性与继发（症状）性两种，后者多由肿瘤、血管畸形或动脉瘤、蛛网膜炎、多发性硬化等引起。属于中医学"面痛"范畴，是以眼、面颊出现放射性、烧灼样抽掣疼痛为主症的疾病，又称"面风病""面颊痛"。

一、中医常见辨证分型

1. 风寒外袭证：常因冷天或感风寒而发作或加重，痛时面肌有紧缩感，呈阵发性短暂抽掣样剧痛，局部喜热敷，口不渴，舌苔薄白或白滑，脉浮紧或沉迟。

2. 胃火上攻证：面颊呈阵发性剧痛，遇热诱发，痛如火燎肉裂，龈肿口臭，烦躁不安，口渴喜饮，大便干结，小便赤黄，或有胃脘隐痛，舌质红，苔黄厚或腻，脉滑数。

3. 肝火上炎证：患侧频发电击样疼痛，痛时面红目赤，烦躁易怒，怒则发作，胁肋作胀，口苦咽干，舌质红，苔黄腻，脉沉弦。如为虚火上炎，则抽搐剧痛，午后加重，颧红烦热，失眠健忘，舌红少苔，脉细弦数。

4. 痰瘀阻络证：经久不愈，时作时止，剧痛时如锥刺刀割；如为痰阻，胸胁满闷，呕吐痰涎，便溏面晦，舌质暗淡，苔滑腻，脉沉滑；如为血瘀，痛处固定不移，午后加剧，舌质偏暗，或见瘀斑、瘀点，脉细涩。

二、诊断标准

参照 2020 年人民卫生出版社出版的"十二五"普通高等教育本科国家级规划教材《推拿治疗学》。

本病以一侧面部出现阵发性闪电样剧痛为主症，每次疼痛发作短暂，数秒钟或数分钟后缓解，间歇期无痛，每日发作次数不等，常因触及面部的某一点而诱发。

三、推拿治疗

1. 治疗原则：疏通经络，调和气血，解痉止痛。

2. 取穴与部位：太阳、头维、上关、下关、翳风、颊车、听宫、听会、耳门、颧髎、睛明、四白、外关、合谷。

3. 推拿手法：一指禅推、按揉、扫散、揉、点、拿等手法。

4. 操作方法：患者取仰卧位或坐位。医生用一指禅推太阳至头维，从太阳到上关和下关，往返 6~8 遍。以一指禅推法沿眼眶做"∞"字形操作，往返 5~6 遍。指按揉翳风、颊车、下关、听宫、听会、耳门、太阳、颧髎、睛明、四白，每穴 1 分钟。扫散颞部胆经循行路线，自前上方向后下方操作，两侧交替进行，各 30 次左右。用大鱼际揉颜面部，约 3 分钟。拿外关、合谷，每穴 1 分钟，用力以产生酸胀感为度。

四、其他疗法

1. 电针：主穴取下关穴，配穴第 1 支配患侧鱼腰，第 2 支配患侧四白，第 3 支配患侧夹承浆，针刺得气后连接电针，选用疏密波。

2. 拔罐法：选颊车、地仓、颧髎穴，行闪罐法，隔日 1 次。

3. 皮内针： 在面部寻找扳机点，将揿针刺入，外以胶布固定。2~3 天更换 1 次。

4. 耳针： 取面颊、额、颌、神门，针刺或埋针。

五、预防调护

本病应注意头、面部保暖，避免局部受寒，不用过冷或过热的水洗脸；平时应保持情绪稳定，不宜激动，不宜疲劳熬夜，保证充足睡眠。本病患者进食、漱口、说话、刷牙、洗脸等动作宜轻柔，饮食要有规律，宜选择质软、易嚼食物，切不可食用刺激性较大的食物。适当参加体育运动，锻炼身体，增强体质。

按语： 推拿适用于原发性三叉神经痛，对于继发性三叉神经痛应理清病因，在治疗本病的同时亦可针对原发病进行治疗。对于保守治疗无效者，应配合药物、神经阻滞等治疗。

第四节 中 风

中风是以突然昏倒，不省人事，伴口角歪斜，言语不利，半身不遂，或仅以口僻、半身不遂、偏身麻木为主要临床表现的一种病症。依据脑髓神经功能受损程度的不同，有中经络、中脏腑之分。本病多见于中老年人，大多数有高血压病史。四季皆可发病，但以冬春两季最为多见。

西医学的缺血性脑血管病和出血性脑血管病，如脑出血、脑血栓形成、脑栓塞、蛛网膜下腔出血等脑血管意外所出现的各种症状，均可参照本节辨证治疗。

一、中医常见辨证分型

1. 肝阳暴亢证： 头晕头痛，面红目赤，烦躁易怒，呕吐呃逆，半身不遂，语言不利，肢体震颤，筋脉拘急，舌红，苔黄，脉弦数。

2. 痰浊内阻证： 形体肥胖，胸腹痞满，神识昏蒙，半身不遂，口眼歪斜，四肢不温，喉中痰鸣，舌质暗淡，苔腻，脉弦滑。

3. 气虚血瘀证： 头晕心悸，面黄神疲，气短乏力，半身不遂，舌强语謇，偏身麻木，舌胖淡暗，或有瘀斑，苔薄白或白腻。

4. 元气暴脱证（亦称为正气暴脱）： 突然昏仆，肢体瘫软，手撒肢冷，汗多，重则周身湿冷，二便自遗，舌质紫暗，苔白腻，脉细弱。

二、诊断标准

参照中华医学会神经病学分会制定的《中国各类主要脑血管病诊断要点2019》。

1. 短暂性脑缺血发作

（1）突发局灶性脑或视网膜功能障碍，符合颈动脉或椎 – 基底动脉系统缺血表现，一般在 24 小时内（多数不超过 1 小时）完全恢复，可反复发作。

（2）头颅 MRI 弥散加权成像：头颅 MRI 弥散加权成像（DWI）未发现相应急性脑梗死证据，为影像学确诊的短暂性脑缺血发作；无条件行 DWI 检查时，头颅 CT/MRI 常规序列未发现相应梗死灶，可作为临床诊断依据；无法得到影像学责任病灶证据时，仍以症状 / 体征持续时间不超过 24 小时为时间界限标准。

（3）排除非缺血性病因。

2. 缺血性脑卒中（脑梗死）

（1）急性发病的局灶性神经功能缺失，少数可为全面性神经功能缺失。

（2）头颅 CT/MRI 证实脑部相应梗死灶，或症状体征持续 24 小时以上或在24 小时内导致死亡。

（3）排除非缺血性病因。

3. 蛛网膜下腔出血

（1）突发剧烈头痛，可伴恶心、呕吐、肢体抽搐或不同程度意识障碍，脑膜刺激征阳性。

（2）头颅 CT/MRI 或腰椎穿刺证实蛛网膜下腔有血性脑脊液。

（3）临床或辅助检查证实有与本次出血相关的病因或原因不明，排除其他病因导致的继发性或外伤性蛛网膜下腔出血。

4. 脑出血

（1）突发局灶性神经功能缺失或头痛、呕吐、不同程度意识障碍。

（2）头颅 CT/MRI 显示脑内出血病灶。

（3）排除其他病因导致的继发性或外伤性脑出血。

三、推拿治疗

1. 治疗原则： 疏通经脉，调和气血，促进功能恢复。中脏腑者应综合抢救治疗。

2. 基本治法

（1）头面部操作

①取穴与部位：印堂、神庭、睛明、太阳、四白、阳白、鱼腰、迎香、下关、颊车、地仓、人中，头侧部。

②推拿手法：推、按、揉、扫散、拿、擦、一指禅推等手法。

③操作方法：患者取仰卧位，医生坐于患者头顶侧。先推印堂至神庭，继之以一指禅从印堂依次推至睛明、阳白、鱼腰、太阳、四白、迎香、下关、颊车、地仓、人中等，往返推之1~2遍（图2-7）。然后推百会1分钟（图2-8），并从百会横行推到耳廓上方发际，往返多次，强度要大，以患者微有胀痛感为宜。揉风池1分钟。同时掌根轻揉痉挛一侧的面颊部。最后扫散头部两侧（重点在少阳经），拿五经，擦面部。

（2）上肢部操作

①取穴与部位：肩髃、臂臑、曲池、曲泽、手三里，上肢部。

②推拿手法：㨰、揉、按、摇、抖、搓、拿、捏、捻等手法。

③操作方法：患者取仰卧位，医生立于患侧。先拿揉肩关节前后侧，继之㨰肩关节周围，再移至上肢，依次接上肢的后侧、外侧与前侧（从肩到腕上），往返㨰之2~3遍（图2-9）；然后按揉肩髃、臂臑、曲池、曲泽、手三里等上肢诸穴，注意加强刺激阴经腧穴，每穴1分钟；轻摇肩关节、肘关节及腕关节，拿捏全上肢5遍；最后搓、抖上肢，捻5指。

（3）腰背部及下肢后侧操作

①取穴与部位：八髎、环跳、承扶、殷门、委中、曲泉、承山，背、腰、骶、下肢后侧部。

②推拿手法：推、㨰、拍打、擦、按、揉、拿等手法。

③操作方法：患者取俯卧位，医生立于患侧。先推督脉与膀胱经（用八字推法）至骶尾部，继之施以㨰法于膀胱经夹脊穴（图2-10）及八髎、环跳、承扶、殷门、委中、曲泉、承山等穴，注意加强刺激阴经腧穴；轻快拍打腰骶部及背部；擦背部、腰骶部及下肢后侧；拿风池；按肩井。

（4）下肢前外侧操作

①取穴与部位：髀关、伏兔、风市、梁丘、血海、膝眼、足三里、三阴交、解溪、太冲，下肢前、外侧部。

②推拿手法：㨰、按、揉、捻、搓、摇、拿、捏等手法。

③操作方法：患者取仰卧位，医生立于患侧。先㨰患肢小腿外侧（髀关至足三里、解溪）（图2-11）、前侧（腹股沟至髌上）、内侧（腹股沟至血海），往

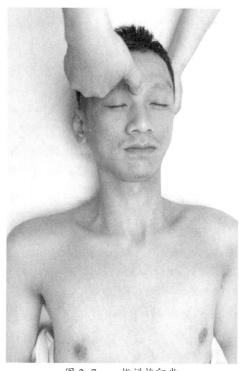

图 2-7　一指禅推印堂

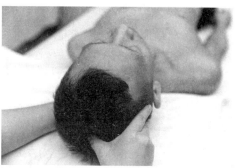

图 2-8　推百会

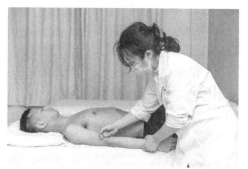

图 2-9　滚上肢

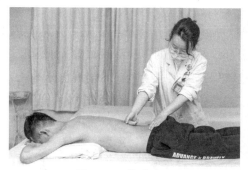

图 2-10　滚膀胱经

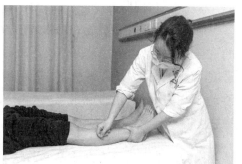

图 2-11　滚小腿外侧

返滚之，操作 2~3 遍；然后按揉髀关、风市、伏兔、血海、梁丘、膝眼、足三里、三阴交、解溪、太冲等，每穴 1 分钟；轻摇髋、膝、踝等关节；拿捏大腿、小腿肌肉 5 遍；最后搓下肢，捻 5 趾。

3. 辨证加减

（1）语言謇涩者，重点按揉廉泉、通里、风府。

（2）口眼歪斜者，推抹瘫痪一侧面部，时间 3~5 分钟，然后重按颧髎、下关、瞳子髎。

（3）口角流涎者，按揉面部一侧与口角部，再推摩承浆。

四、其他疗法

1.穴位注射：取曲池、手三里、足三里、丰隆等穴。每次选用2~4穴，用复方当归注射液合维生素B$_{12}$混合液3ml进行注射，每穴注入1~2ml，适用于中经络证。

2.耳针：取心、肝、脑干、膀胱、交感、耳尖等，毫针刺激或王不留行籽按压。

3.现代康复疗法：可配合现代康复疗法，以循序渐进方式进行康复训练，按床上正确体位摆放→床上运动→坐起训练→坐位平衡训练→站立平衡训练→步行训练的顺序进行，并配合运动治疗、作业治疗。

4.电针：在患侧上、下肢体各选2个穴位，针刺得气后接通电针仪，用疏密波中弱度刺激，以肌肉微颤为度。

5.头针：选顶颞前斜线、顶旁1线及顶旁2线，毫针平刺入头皮下，快速捻转2~3分钟，每次留针30分钟，留针期间反复捻转2~3次。行针后鼓励患者活动肢体。

五、预防调护

控制高血压、心脏病、糖尿病、短暂性脑缺血发作等内科疾病是预防中风的重点；保持情绪平稳，少做或不做易引起情绪激动的事；清淡饮食，戒烟酒，适度运动，保持大便通畅；注意防治褥疮，保持呼吸道通畅。若出现血压升高、波动，头痛头晕、手脚麻木无力等中风先兆征象，须尽早就诊，积极采取干预措施。

按语：早期干预有利于本病的恢复，待病情基本稳定后48~72小时后便可接受推拿及康复治疗。本病的治疗重点在手、足阳明经，其次是膀胱经、厥阴经。恢复期间，可根据患者病情，进行综合评估后，结合现代康复疗法进行临床恢复性治疗。

第五节 失 眠

失眠是指经常不能获得正常睡眠而言。轻者入睡困难，或眠而不酣，时睡时醒，醒后不能再入睡，严重者可彻夜不眠。中医古代文献称"不寐"。常伴有头晕、头痛、心悸、健忘等症。

一、中医常见辨证分型

依据症状及四诊合参分为心脾两虚证、心肾不交证、痰热扰心证、肝火扰心证、心胆气虚证。

1. 心脾两虚证：多梦易醒，心悸健忘，神疲乏力，面色无华，饮食无味，舌淡苔白，脉细。

2. 心肾不交证：心烦失眠，头晕耳鸣，五心烦热，舌红少苔，脉细数。

3. 痰热扰心证：失眠，头重胸闷，心烦口苦，目眩，舌苔腻而黄，脉滑数。

4. 肝火扰心证：失眠，急躁易怒，目赤口苦，舌红，苔黄，脉弦。

5. 心胆气虚证：虚烦不寐，触事易惊，终日惕惕，胆怯心悸，伴气短自汗，倦怠乏力，舌淡，脉弦细。

二、诊断标准

参照中华医学会神经病学分会制定的《中国成人失眠诊断与治疗指南（2017版）》。

1. 慢性失眠的诊断标准（必须同时符合 1~6 项标准）

（1）存在以下一种或者多种睡眠异常症状（患者自述，或者照料者观察到）：①入睡困难；②睡眠维持困难；③比期望的起床时间更早醒来；④在适当的时间不愿意上床睡觉。

（2）存在以下一种或者多种与失眠相关的日间症状（患者自述，或者照料者观察到）：①疲劳或全身不适感；②注意力不集中或记忆障碍；③社交、家庭、职业或学业等功能损害；④情绪易烦躁或易激动；⑤日间思睡；⑥行为问题（比如多动、冲动或攻击性）；⑦精力和体力下降；⑧易发生错误与事故；⑨过度关注睡眠问题或对睡眠质量不满意。

（3）睡眠异常症状和相关的日间症状不能单纯用没有合适的睡眠时间或不恰当的睡眠环境来解释。

（4）睡眠异常症状和相关的日间症状至少每周出现 3 次。

（5）睡眠异常症状和相关的日间症状持续至少 3 个月。

（6）睡眠和觉醒困难不能被其他类型的睡眠障碍更好地解释。

2. 短期失眠的诊断标准

符合慢性失眠第 1~3、6 条标准，但病程不足 3 个月和（或）相关症状出现的频率未达到每周 3 次。

三、推拿治疗

1. 治疗原则：总则为健脾安神。虚证治疗原则为滋阴养血、安神定志。实证治疗原则为疏肝清热、化痰。通过不同的推拿手法，疏通气血，改善组织供氧、供血能力，抑制过高的神经兴奋作用。摩法在对皮肤作用的同时，还对神经系统产生镇静、催眠等作用。

2. 操作方法

（1）患者取坐位，医者先用推法或揉法，从印堂开始向上至神庭，往返 5~6 次，再从印堂向两侧沿眉弓至太阳穴往返 5~6 次（图 2-12）；然后以推法沿眼眶周围治疗，往返 3~4 次；最后从印堂沿鼻两侧向下经迎香沿颧骨至两耳前，往返 2~3 次。治疗过程中以印堂、神庭、睛明、攒竹、太阳穴为重点。

（2）患者取俯卧位，医者先以㨰法沿其脊柱两侧操作（图 2-13），且配合揉、点按心俞、厥阴俞及脾、胃、肾俞等穴，操作 5 分钟。

3. 具体操作及功效

（1）运百会：患者取坐或卧位，闭目静息，单手食、中指指腹置百会穴处，先顺时针按揉 30 次，再逆时针按揉 30 次。可提运清阳，益脑利窍。

（2）按风池：患者取坐位，两手拇指按在两侧风池穴上，两小指各按在两侧太阳穴上，其余手指各散置在头部两侧，然后两手同时用力，按揉风池、太阳穴及侧头部 1 分钟。可祛风散邪，清利头目。

（3）揉神门：患者取坐位，右手食、中指相叠，食指按压在左手的神门穴上进行按揉（图 2-14）。可宁心安神。

（4）拍心区：患者取坐或卧位，右手虚掌拍击左乳上心区 50 次。可清心散邪。

（5）按脘腹：患者取卧位，左右手分别横置于中脘和关元穴上，随呼吸动作，吸气时向下按压中脘穴，呼气时向下按压关元穴。一呼一吸为 1 次，计 20 次。可理气和胃。

（6）擦肾俞：患者取坐位，屈肘，双手掌掌根紧贴腰两侧肾俞穴，稍用力，上下擦动穴位周围，以热为度。可温运肾气。

（7）擦涌泉：在双侧涌泉穴摩擦至发热为止。

（8）揉安眠穴：患者取卧位，闭目，和缓地深呼吸 10 次后，用双手中指指腹，轻轻按揉两侧安眠穴 5~10 分钟，使全身放松入睡。

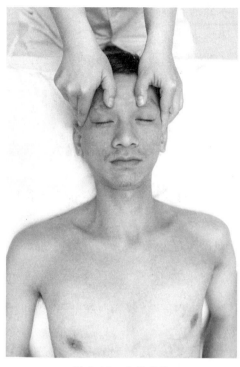

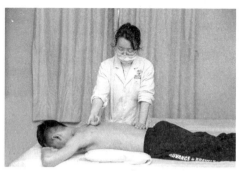

图 2-13　滚脊柱两侧

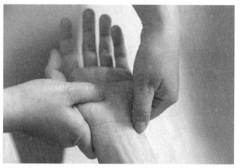

图 2-12　分推眉弓　　　　　　图 2-14　揉神门

4. 辨证取穴

心脾两虚：加心俞、脾俞、内关。

阴亏火旺：加太溪、三阴交。

痰热内扰：加丰隆、内庭。

肝郁化火：加太冲、三阴交、侠溪。

胃失调和：加中脘、足三里、太冲。

四、其他疗法

1. 普通针刺：调和阴阳，宁心安神。心脾两虚者补益心脾，心胆气虚者补心壮胆，均针灸并用，用补法；阴虚火旺者育阴潜阳，只针不灸，平补平泻；肝郁化火者平肝降火，痰热内扰者清热化痰，均只针不灸，用泻法。

处方：神门、内关、百会、安眠。

方义：失眠症，主因为心神不宁，治疗首选心经原穴神门、心包经之络穴内关宁心安神，为治疗失眠之主穴。百会穴位于颠顶，入络于脑，可清头目，宁神志。安眠为治疗失眠的经验效穴。诸穴合用，养心安神，恰合病机。

加减：心脾两虚加心俞、脾俞、三阴交补益心脾，益气养血；心胆气虚加心俞、胆俞、丘墟补心壮胆，安神定志；阴虚火旺加太溪、太冲、涌泉滋阴降火，宁心安神；肝郁化火加行间、太冲、风池平肝降火，解郁安神；痰热内扰加中脘、丰隆、内庭清热化痰，和胃安神。

操作：所有腧穴常规针刺；背俞穴注意针刺的方向、角度和深度。以睡前2小时、患者处于安静状态下治疗为佳。

2.皮肤针叩刺：用皮肤针轻叩印堂、百会、颈项部及腰背部背俞穴，每次5~10分钟，以局部皮肤潮红为度。每日1次。

3.耳针：取心、脾、神门、皮质下、交感。每次选2~3穴，轻刺激，留针30分钟。

4.中药汤剂

（1）肝火扰心证

治法：疏肝泻火，镇心安神。

推荐方法：龙胆泻肝汤加减。龙胆草、黄芩、栀子、泽泻、车前子、当归、生地黄、柴胡、甘草、生龙骨、生牡蛎、磁石。

（2）痰热扰心证

治法：清化痰热，和中安神。

推荐方法：黄连温胆汤加减。半夏、陈皮、茯苓、枳实、黄连、竹茹、龙齿、珍珠母、磁石。

（3）心脾两虚证

治法：补益心脾，养血安神。

推荐方法：归脾汤加减。人参、白术、甘草、当归、黄芪、远志、酸枣仁、茯神、龙眼肉、木香。

（4）心肾不交证

治法：滋阴降火，交通心肾。

推荐方法：六味地黄丸合交泰丸加减。熟地黄、山茱萸、山药、泽泻、茯苓、牡丹皮、黄连、肉桂。

（5）心胆气虚证

治法：益气镇惊，安神定志。

推荐方法：安神定志丸合酸枣仁汤加减。人参、茯苓、甘草、茯神、远志、龙齿、石菖蒲、川芎、酸枣仁、知母。

五、预防调护

本病属心神病变，重视精神调摄和讲究睡眠卫生对不寐患者来说具有实际的预防意义。克服过度的紧张、兴奋、焦虑、抑郁、惊恐、愤怒等不良情绪。帮助患者建立有规律的作息制度，从事适当的体力活动或体育健身活动。养成良好的睡眠习惯，晚餐要清淡，不宜过饱，更忌浓茶、咖啡及吸烟，睡前避免从事紧张和兴奋的活动。

按语：指导患者睡前不要吸烟、饮酒、喝茶和喝咖啡，避免看有刺激性的书和电视、电影，每日用温水洗脚；适当参加体力劳动和体育锻炼，增强体质；注意劳逸结合，特别是房事要有所节制；平时生活起居要有规律，早睡早起；嘱患者消除烦恼，解除思想顾虑，避免情绪波动，心情要开朗、乐观。

第六节 重症肌无力

重症肌无力是一种典型的由自身抗体介导的发生在神经肌肉接头处的自身免疫性疾病，临床表现为骨骼肌肌肉无力和易疲劳，其特点是晨轻暮重，活动后加重，休息后减轻。本病属中医学"痿证"范畴。痿证是指以肢体筋脉迟缓，软弱无力，不能随意运动，或伴有肌肉萎缩为临床表现的一种病症。重症肌无力单纯眼睑肌无力又相当于中医学"上胞下垂""睑废"等，肌无力以下肢多见，又称"痿躄"。

一、中医常见辨证分型

依据症状及四诊合参分为肺热伤津证、湿热浸淫证、脉络瘀阻证、肝肾亏虚证、脾胃虚弱证。

1.肺热伤津证：发病急，两足痿软不用，渐至肌肉削瘦，皮肤枯燥，心烦口渴，呛咳无痰，咽干不利，小便短赤热痛，大便干燥，舌红，苔黄，脉细数。

2.湿热浸淫证：起病较缓，肢体逐渐出现痿软无力，以下肢为常见，或兼见微肿，手足麻木、顽痒，扪及微热，喜凉恶热，身重面黄，胸脘痞闷，小便赤涩热痛，舌苔黄腻，脉濡数。

3.脉络瘀阻证：久病体虚，四肢痿弱，肌肉瘦削，手足麻木不仁，四肢青筋显露，伴有肌肉活动时隐痛不适，舌痿不能伸缩，舌质暗淡或有瘀点、瘀斑，脉细涩。

4.肝肾亏虚证：起病缓慢，下肢痿软无力，腰脊酸软，不能久立，甚至步履全废，腿胫大肉渐脱，头昏目眩，发落耳鸣，咽干，遗精，早泄，遗尿，妇女月经不调，舌红少苔，脉细数。

5.脾胃虚弱证：起病缓慢，肢体痿软无力逐渐加重，纳少便溏，腹胀气短，面浮而色无华，神疲乏力，苔薄白，脉细弱。

二、诊断标准

参照中国免疫学会神经免疫分会制定的《中国重症肌无力诊断和治疗指南（2020 版）》。

在具有典型重症肌无力临床特征（波动性肌无力）的基础上，满足以下3 点中的任意一点即可做出诊断，包括药理学检查、电生理学特征以及血清抗AchR 等抗体检测。同时需排除其他疾病。所有确诊重症肌无力患者需进一步完善胸腺影像学检查（纵隔 CT 或 MRI），进一步行亚组分类。

1.临床表现：全身骨骼肌均可受累，表现为波动性无力和易疲劳性，症状呈"晨轻暮重"，活动后加重，休息后可减轻。眼外肌最易受累，表现为对称或非对称性上睑下垂和（或）双眼复视，是重症肌无力最常见的首发症状，见于80% 以上的重症肌无力患者。面肌受累可致眼睑闭合无力、鼓腮漏气、鼻唇沟变浅、苦笑或呈肌病面容。咀嚼肌受累可致咀嚼困难。咽喉肌受累可出现构音障碍、吞咽困难、鼻音、饮水呛咳及声音嘶哑等。颈肌受累可出现抬头困难或不能。肢体无力以近端为著，表现为抬臂、梳头、上楼梯困难，感觉正常。呼吸肌无力可致呼吸困难。发病早期可单独出现眼外肌、咽喉肌或肢体肌肉无力；脑神经支配肌肉较脊神经支配肌肉更易受累。肌无力常从一组肌群开始，逐渐累及其他肌群，直到全身肌无力。部分患者短期内病情可出现迅速进展，发生肌无力危象。

2.辅助检查

（1）药理学检查：甲硫酸新斯的明试验阳性。

（2）电生理检查：重复电刺激中低频刺激波幅递减超过 10% 以上；或单纤维肌电图提示颤抖增宽和（或）阻滞。

（3）血清抗体检测：部分 AchR 抗体阳性患者可同时检测得 Titin 抗体，极少部分患者中可检测到 MuSK 抗体、LRP4 抗体等。

（4）胸腺影像学检查：约 80% 的重症肌无力患者伴有胸腺异常，包括胸腺增生及胸腺瘤。CT 为常规检测胸腺方法；MRI 有助于区分一些微小胸腺瘤和以软组织包块为表现的胸腺增生；必要时可行 CT 增强扫描；PRT-CT 有助于区别胸腺癌和胸腺瘤。

（5）合并其他自身免疫性疾病检测：重症肌无力患者可合并其他自身免疫病，如自身免疫性甲状腺疾病，最常见的是 Graves 病，其次为桥本甲状腺炎。眼肌型重症肌无力合并自身免疫性甲状腺疾病比例更高，因此，重症肌无力患者需常规筛查甲状腺功能及甲状腺自身抗体、甲状腺超声检查观察有无弥漫性甲状腺肿大，以及其他自身免疫性疾病相关抗体检测。

三、推拿治疗

1. 治疗原则：益气生津，强筋壮骨。

2. 推拿手法：一指禅推、按揉、平推、拿、捻、擦等手法。

3. 操作方法

（1）胸腹部操作

①取穴与部位：中府、云门、膻中、气海、关元。

②推拿手法：一指禅推、按揉等手法。

③操作方法：患者取仰卧位。一指禅推或以指按揉中府、云门、膻中、气海、关元等，轻柔适度，每穴 1 分钟（图 2-15）。

（2）腰背部操作

①取穴与部位：肺俞、肝俞、胆俞、脾俞、胃俞、肾俞、命门。

②推拿手法：按揉、平推、擦等手法。

③操作方法：患者取俯卧位。以指按揉肺俞、肝俞、胆俞、脾俞、胃俞、肾俞、命门，每穴 1 分钟。拇指平推肺俞，向下至肾俞为止，反复操作 3 分钟左右。擦背部督脉与膀胱经，以透热为度（图 2-16）。

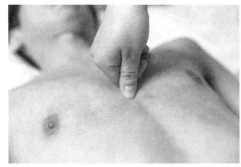

图 2-15　按揉膻中

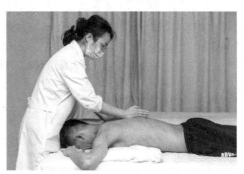

图 2-16　擦督脉

（3）上肢部操作

①取穴与部位：肩髃、臂臑、曲池、尺泽、手三里、外关、列缺、合谷。

②推拿手法：按揉、拿、捻、擦等手法。

③操作方法：患者取仰卧位。在肩及上肢部施以滚法，同时配合患肢被动运动，时间约3分钟。以指按揉肩髃、臂臑、曲池、尺泽、手三里、外关、列缺等，每穴1分钟。拿腕关节，捻掌指关节、指关节等，约2分钟。最后擦上肢部，以透热为度。

（4）下肢部操作

①取穴与部位：阳陵泉、解溪、环跳、居髎、承扶、风市、委中、承山。

②推拿手法：拿、按揉、平推等手法。

③操作方法：患者取仰卧位，在下肢前侧、内侧、外侧施以滚法，同时配合下肢被动运动，时间约5分钟。在上述部位施以拿法，时间约3分钟，以指按揉阳陵泉、解溪，每穴1分钟（图2-17）。患者取俯卧位，在下肢后侧、外侧、内侧施以滚法，时间约5分钟，同时配合下肢被动运动，以拇指按揉环跳、居髎、承扶、风市、委中、承山，每穴1分钟。

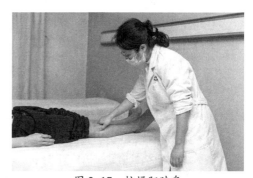

图2-17　按揉阳陵泉

四、其他疗法

1.普通针刺：取穴以关元俞、气海俞、三阴交、太溪、足三里、合谷、夹脊穴等为主，针法以捻转泻法为主，中等强度刺激，留针5分钟。

2.电针：具体取穴如下。

面部取穴：

第1组：攒竹（左）、太阳（左）、丝竹空（左）、阳白（左）。

第2组：攒竹（右）、太阳（右）、丝竹空（右）、阳白（右）。

胸腹部取穴：

第1组：中府（左）、云门（左）、气海（左）、关元（左）。

第2组：中府（右）、云门（右）、气海（右）、关元（右）。

腰背部取穴：

第1组：肝俞（左）、胆俞（左）、肾俞（左）、命门（左）。

第2组：肝俞（右）、胆俞（右）、肾俞（右）、命门（右）。

上肢部取穴：

第1组：肩髃（左）、臂臑（左）、曲池（左）、尺泽（左）。

第2组：肩髃（右）、臂臑（右）、曲池（右）、尺泽（右）。

下肢部取穴：

第1组：环跳（左）、居髎（左）、委中（左）、承山（左）。

第2组：环跳（右）、居髎（右）、委中（右）、承山（右）。

普通针刺后连接电针，每4个穴位为1组，2组/次（每部位2组），每次留针20~30分钟，每日1次。

3. 温针灸：具体取穴如下。

胸腹部：关元（左）、关元（右）。

背腰部：肾俞（左）、肾俞（右）。

上肢部：曲池（左）、曲池（右）。

下肢部：委中（左）、委中（右）。

针刺后，选取上述穴位，2个穴位为1组，将艾炷置于针柄上，点燃艾炷施灸，每次选取1组穴位，每部位1组，每日上午、下午各1次。

4. 拔罐：具体取穴如下。

胸腹部：关元（左）、关元（右）、气海（左）、气海（右）。

腰背部：肝俞（左）、肝俞（右）、肾俞（左）、肾俞（右）。

上肢部：臂臑（左）、臂臑（右）、曲池（左）、曲池（右）。

下肢部：环跳（左）、环跳（右）、委中（左）、委中（右）。

选取以上穴位，2个穴位为1组，施以拔罐，每次选取1组穴位，以上分部位使用，留罐时间为5~8分钟，以皮肤潮红为度，每日1次。

5. 穴位注射：具体取穴如下。

胸腹部：关元（左）、关元（右）。

背腰部：肾俞（左）、肾俞（右）。

上肢部：曲池（左）、曲池（右）。

下肢部：承山（左）、承山（右）

选取以上穴位，2个穴位为1组，施以穴位注射，每次选取1组穴位，以上4组穴位分部位使用，每日1次；穴位注射用药为复方当归注射液2ml+地塞米松磷酸钠注射液0.5ml。

6. 中药热奄包治疗：具体部位如下。

胸腹部：左腹部（左关元穴）、右腹部（右关元穴）。

腰背部：左下腰部（左大肠俞）、右下腰部（右大肠俞）。

上肢部：左肘窝（左曲池）、右肘窝（右曲池）。

下肢部：左腘窝（左委中）、右腘窝（右委中）。

将加热好的中药药包置于患病部位或特定穴位上，利用温热之力使药性通过体表透入经络、血脉。每次每部位 2 个穴位，每日 1 次。

7.中药汤剂

（1）肺热津伤证

治法：清热润燥，养阴生津。

推荐方药：清燥救肺汤加减。桑叶、石膏、麦冬、人参、甘草、胡麻仁、阿胶、杏仁、枇杷叶。

（2）湿热浸淫证

治法：清热利湿，通利经脉。

推荐方药：二妙丸加减。黄柏、苍术、当归尾、牛膝、防己、萆薢、龟甲。

（3）脉络瘀阻证

治法：益气养营，活血行瘀。

推荐方药：圣愈汤合补阳还五汤加减。熟地黄、黄芪、白芍、川芎、党参、当归、赤芍、地龙、红花、桃仁。

（4）肝肾亏损证

治法：补益肝肾，滋阴清热。

推荐方药：虎潜丸加减。熟地黄、龟甲、虎骨（用狗骨代）、白芍、知母、黄柏、锁阳、陈皮、干姜。

（5）脾胃虚弱证

治法：补中益气，健脾升清。

推荐方药：参苓白术散加减。人参、白术、茯苓、甘草、山药、莲子肉、扁豆、砂仁、薏苡仁、桔梗、大枣。

8.其他药物： 根据辨证予强肌健力饮口服，并予黄芪注射液、参麦注射液等静脉滴注。

五、预防调护

（1）注意精神调养，避免过劳，避居湿地，防御外邪侵袭，生活规律，饮食清淡且富有营养，有助于疾病的预防。

（2）缓解期适当进行功能锻炼，循序渐进，切勿急于求成。

按语： 重症肌无力的预后与病因、病程有关。外邪致痿，务必及时救治，免成痼疾。多数早期急性病例，病情较轻浅，治疗效果较好，功能较易恢复；内伤致病或慢性病例，病势缠绵，渐至于百节缓纵不收，脏气损伤加重，沉痼难治。老年体衰发病者，预后较差。凡实证起病较急，症轻而病程短者，疗效较好；虚证和慢性患者，病势缠绵，短期不易获效。

第七节　多发性神经根炎

多发性神经根炎（吉兰－巴雷综合征）是一种较常见的，主要损害多数脊神经和周围神经的疾病，主要表现为四肢远端对称性感觉障碍，肢体痿软无力，筋脉迟缓，肌肉萎缩，甚至运动功能丧失而成瘫痪。有急性、亚急性和慢性之分，属中医学"痿证"范畴。

一、中医常见辨证分型

依据症状及四诊合参分为肺热伤津证、湿热浸淫证、肝肾亏虚证、脾胃虚弱证。

1.肺热伤津证： 病初发热，烦渴咽痛，咳呛咽干，肢体瘫痪，小便短赤，大便干，舌红少津，苔黄，脉细数。

2.湿热浸淫证： 肢体沉重，身热不扬，四肢痿软无力，麻木微肿，渴不欲饮，胸脘满闷，小便短赤，舌红，苔黄腻，脉滑数。

3.肝肾阴虚证： 因病较久，下肢软弱无力，腰脊酸软，伴眩晕、耳鸣、口干、烦躁、遗精或遗尿等，舌红少苔，脉细数。

4.脾胃虚弱证： 肢体痿软无力，食少纳呆，大便稀溏，面色无华或面浮，神疲乏力，舌苔薄白，脉细。

二、诊断标准

参照 2022 年中华医学会神经病学分会制定的《中国吉兰－巴雷综合征诊治指南》。

（1）常有前驱感染史，呈急性起病，进行性加重，多在 4 周内达高峰。

（2）对称性肢体和延髓支配肌肉、面部肌肉无力，重者有呼吸肌无力。四肢腱反射减低或消失。

（3）可伴有感觉异常和自主神经功能障碍。

（4）脑脊液出现蛋白 - 细胞分离现象。

（5）电生理检查提示运动神经传导远端潜伏期延长、传导速度减慢、F 波异常、传导阻滞、异常波形离散等周围神经脱髓鞘改变。

（6）病程有自限性。

三、推拿治疗

1. 治疗原则： 益气生津，舒筋通络，强筋壮骨。

2. 取穴与部位： 肩髃、曲池、手三里、外关、合谷、鱼际、劳宫、腰阳关、肾俞、居髎、大肠俞、环跳、风市、承扶、委中、承山、阳陵泉、血海、足三里、三阴交、解溪、内庭、悬钟、昆仑及阿是穴。

3. 推拿手法： 一指禅推、㨰、按揉、捻、平擦、拿、拔伸等手法。

4. 操作方法

（1）上肢操作法：患者取仰卧位，医生坐于其右侧（亦可先左后右），先以㨰法施于前臂诸伸肌、屈肌群直至手心、手背，如此上、下往返施以㨰法（或掌根按揉法）操作 3~5 分钟（图 2-18），继而以拿法施于尺侧和桡侧肌群和大、小鱼际肌，同样上下往返 5~10 遍（图 2-19）。分别指揉手三里、外关、合谷、鱼际、劳宫诸穴各 1 分钟，再逐一指揉手背侧及手掌侧骨间，最后以擦法施于前臂屈、伸肌群。

（2）下肢操作法：患者取仰卧位，医生坐于其左侧（亦可先右后左），先以㨰法（或掌根按揉法）施于小腿前外侧胫骨前肌直至足背，并上下往返操作 3~5 分钟，继而指揉血海、足三里、阳陵泉、三阴交、解溪、内庭诸穴各 1 分钟，指揉足背骨间肌约 2 分钟，最后施擦法于胫骨前肌，以热为度（图 2-20）。

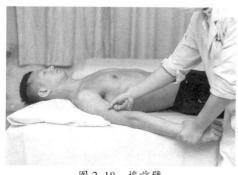

图 2-18　㨰前臂

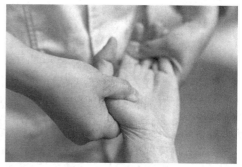

图 2-19　拿大鱼际

四、其他疗法

1. 普通针刺: 取肩髃、曲池、合谷、腰阳关、肾俞、居髎、大肠俞、环跳、承扶、委中、承山、阳陵泉、足三里、昆仑及阿是穴等,针法以捻转泻法为主,中等强度刺激,留针5分钟。

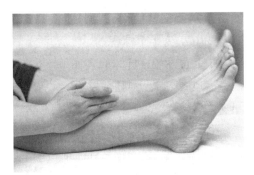

图 2-20 擦胫骨前肌

2. 电针: 具体取穴如下。

第1组:曲池(左)、手三里(左)、外关(左)、合谷(左)。

第2组:曲池(右)、手三里(右)、外关(右)、合谷(右)。

第3组:环跳(左)、委中(左)、阳陵泉(左)、悬钟(左)。

第4组:环跳(右)、委中(右)、阳陵泉(右)、悬钟(右)。

普通针刺后连接电针,每4个穴位为1组,4组/次,每次留针20~30分钟,每日1次。

3. 温针灸: 具体取穴如下。

第1组:曲池(左)、曲池(右)。

第2组:合谷(左)、合谷(右)。

第3组:承扶(左)、承扶(右)。

第4组:足三里(左)、足三里(右)。

针刺后,选取上述穴位,2个穴位为1组,将艾炷置于针柄上,点燃艾炷施灸,每次选取1组穴位,以上4组穴位交替使用,每日上午、下午各1次。

4. 拔罐: 具体取穴如下。

第1组:臂臑(左)、臂臑(右)。

第2组:曲池(左)、曲池(右)。

第3组:环跳(左)、环跳(右)。

第4组:委中(左)、委中(右)。

选取以上穴位,4个穴位为1组,施以拔罐,每次选取2组穴位,留罐时间为5~8分钟,以皮肤潮红为度,每日1次。

5. 穴位注射: 具体取穴如下。

第1组:曲池(左)、曲池(右)。

第2组:承山(左)、承山(右)。

选取以上穴位,2个穴位为1组,施以穴位注射,每次选取1组穴位,以上 2 组穴位交替使用，每日 1 次；穴位注射用药为复方当归注射液 2ml，隔日 1 次，10 次为 1 个疗程。

6. 穴位贴敷：具体取穴如下。

臂臑（左），臂臑（右），手三里（左），手三里（左），足三里（左），足三里（右）。

选取上述 6 个穴位，每日 1 次。

7. 中药热奄包治疗：具体部位如下。

左肘窝（左曲池），右肘窝（右曲池），左腘窝（左委中），右腘窝（右委中）。

将加热好的中药药包置于患病部位或特定穴位上，利用温热之力使药性通过体表透入经络、血脉。每次 4 个部位，每日 1 次。

8. 中药汤剂

（1）肺热津伤证

治法：清热润燥，养阴生津。

推荐方药：清燥救肺汤加减。桑叶、石膏、麦冬、人参、甘草、胡麻仁、阿胶、杏仁、枇杷叶。

（2）湿热浸淫证

治法：清热利湿，通利经脉。

推荐方药：二妙丸加减。黄柏、苍术、当归尾、牛膝、防己、萆薢、龟甲。

（3）肝肾阴虚证

治法：补益肝肾，滋阴清热。

推荐方药：虎潜丸加减。熟地黄、龟甲、虎骨（用狗骨代）、白芍、知母、黄柏、锁阳、陈皮、干姜。

（4）脾胃虚弱证

治法：补中益气，健脾升清。

推荐方药：参苓白术散加减。人参、白术、茯苓、甘草、山药、莲子肉、扁豆、砂仁、薏苡仁、桔梗、大枣。

9. 其他药物：根据辨证予维生素 B_1、维生素 B_{12}、皂苷注射液、丹红注射液等静脉滴注。西医治疗因病因尚不清，暂不予以西药治疗，部分学者主张用激素，无禁忌证者可适当用氢化可的松 300~500mg/ 日、地塞米松 10~30mg/ 日，加葡萄糖液静脉滴注，每日 1 次，7~14 天为 1 个疗程，病情好转后改口服醋酸泼尼松 60~100mg，每日晨顿服，病情平稳后，每 1~2 周减 5mg。

五、预防调护

（1）加强体育锻炼。体育锻炼能增强体质，"正气存内，邪不可干"。体质好不易感染疾病。

（2）预防感冒。防止上呼吸道感染、胃肠道感染等。如有发烧并四肢无力者要及时去医院诊治。

按语：多发性神经根炎以四肢麻木无力为主症，当属中医学"痿证"范畴。脾主肌肉四肢，为后天之本，气血生化之源，故治疗主选阳明经穴为主，旨在调理脾胃、补益气血、润宗筋、养肌肉、利关节。发病后应尽早进行推拿治疗，急性期手法不宜过重，缓解期手法可适当加重，以协调阴阳，疏通经气，生精益髓。配合针灸、中医汤药调理，以巩固疗效。

第八节　脊髓炎

脊髓炎多指各种感染引起自身免疫反应，从而导致脊髓横贯性损害，常见的脊髓炎有急性脊髓炎、视神经脊髓炎。患者突出的临床表现为脊髓病变水平以下的肢体瘫痪、感觉缺失和膀胱、直肠功能障碍等。中医中无本病之专用病名，根据其临床表现，基于脊髓炎以肌肉痿软无力、瘫痪为主要临床表现，故将脊髓炎分属于"痿躄"范畴。

一、中医常见辨证分型

依据症状及四诊合参分为气虚血瘀证、湿热浸淫证、肝肾亏虚证、阳虚湿寒证。

1.气虚血瘀证：腰酸肢麻，倦怠乏力，继则下肢萎弱不用，大、小便潴留，面色偏暗，少气懒言，舌质紫暗，苔薄白，脉虚细，尺弱。

2.湿热浸淫证：下肢痿软发热，足胫浮肿，身热汗出而烦躁，尿短赤，肌萎，足膝冷，舌红，苔黄腻，脉滑数。

3.肝肾亏虚证：下肢瘫痪无力，肌萎筋挛，腰脊酸软，头晕目眩，舌淡红，苔白，脉沉细弱。

4.阳虚湿寒证：畏寒肢冷，麻木不仁，步履艰难，渐渐肌肉萎弱、不仁且不用，大便溏薄，小便清长，舌淡，边缘有齿痕，苔白滑，脉沉细迟。

二、诊断标准

（一）视神经脊髓炎

参照 2015 年《视神经脊髓炎谱系疾病（NMOSD）诊断标准国际共识》。

1. AQP4 抗体阳性的 NMOSD 诊断标准：①至少出现以下 6 项核心临床症状中的 1 项。② AQP4 抗体检测呈阳性结果（强烈推荐基于细胞结合的检测方法）。③排除其他可能的诊断。

2. AQP4 抗体阴性的 NMOSD 诊断标准：①在 1 次或数次临床发作中至少有 2 个核心临床症状，且所出现的核心临床症状必须符合下述所有要求：a. 至少一项核心临床症状必须是视神经炎、急性脊髓炎 [MRI 上应为长节段横贯性脊髓炎（longitudinally extensive transverse myelitis，LETM）] 或脑干背侧极后区综合征；b. 病灶表现为空间多发（2 项或以上不同的核心临床症状）；c. 如果可行，应满足附加的 MRI 要求。② AQP4 抗体阴性或无条件检测 AQP4 抗体。③排除其他可能的诊断。

核心临床症状包括：①视神经炎。②急性脊髓炎。③极后区综合征，无法用其他原因解释的发作性呃逆、恶心或呕吐。④急性脑干综合征。⑤症状性发作性睡病或急性间脑症状伴 MRI 上 NMOSD 典型的间脑病灶。⑥大脑综合征伴 NMOSD 典型的大脑病灶。

3. 针对 AQP4 抗体阴性或无法检测 AQP4 抗体的 NMOSD 患者附加的 MRI 要求：①急性视神经炎：要求脑 MRI 显示正常或仅有非特异性白质病变，或者视神经 MRI 有 T2 高信号或 T1 强化，病变超过 1/2 视神经长度，或者累及视交叉。②急性脊髓炎：要求相应的脊髓 MRI 病变大于 3 个连续椎体节段（长节段横贯性脊髓炎）或与既往脊髓炎病史相应的大于 3 个椎体节段的脊髓萎缩。③极后区综合征：要求有相应的延髓背侧 / 极后区病变。④急性脑干综合征：要求有相应的室管膜周围脑干病变。

（二）急性脊髓炎

参照 2007 年吉林科学技术出版社出版的《神经病学指南》。

1. 病史：病前有感染及免疫接种史，出现全身乏力、低热等，起病急，1~7 天内达高峰。

2. 临床表现

（1）感觉障碍：先有感觉异常，从下向上发展，可表现麻木、烧灼、刺痛、蚁行感等。病变区有感觉过敏区，但数天后可消失，并继之出现病变水平以下感觉缺失。

（2）运动障碍：病变水平以下出现肢体瘫痪，早期呈弛缓性瘫痪，数周至数月出现痉挛性瘫痪，表现为肌张力升高，腱反射亢进。后期出现肌肉萎缩。

（3）膀胱直肠括约肌功能障碍：早期出现尿潴留、排便困难，后期为小便失禁。

（4）植物神经营养障碍：病变水平以下皮肤干燥、出汗少、脱屑，趾端苍白，趾甲变脆。

（5）脊髓休克：如果患者起病急，病情严重，则瘫痪的肢体出现肌张力低，腱反射消失，尿潴留，病理反射引不出，称之脊髓休克，一般持续2~4周，如有并发症发生，则脊髓休克可延长数月，影响预后。

急性上行性脊髓炎系指感觉障碍及瘫痪自下而上发展（向颈部），造成四肢瘫痪，影响呼吸肌而出现呼吸困难。如继续上升至延髓，则出现吞咽困难、构音不清，生命垂危至死亡。

3. 辅助检查

（1）血常规示急性期周围血白细胞正常或稍升高。

（2）脑脊液压力不高，白细胞正常或稍高，蛋白含量可正常或轻度升高，氯化物正常。

三、推拿治疗

1. 治疗原则：舒筋通络，强壮筋骨。

2. 取穴与部位：肾俞、关元俞、命门、秩边、环跳、委中、承山、足三里、阳陵泉、悬钟、三阴交、绝谷、商丘、太冲、夹脊穴、阿是穴。

3. 推拿手法：一指禅推、㨰、按揉、捻、平擦、拿、拔伸等手法。

4. 操作方法：推拿以下肢为主，患者取仰卧位，医生坐于其左侧（亦可先右后左），先以㨰法（或掌根按揉法）施于小腿前外侧胫骨前肌直至足背，并上下往返操作3~5分钟，继而指揉委中、承山、足三里、阳陵泉、悬钟、三阴交、绝谷诸穴各1分钟，指揉足背骨间肌约2分钟。最后施擦法于胫骨前肌，以透热为度。每次治疗10~20分钟，以患者耐受为度，每日1次。

四、其他疗法

1. 普通针刺：取肾俞、关元俞、命门、秩边、环跳、委中、承山、阳陵泉、悬钟、三阴交、绝骨、商丘、太冲、夹脊穴、阿是穴等穴，针法以捻转泻法为主，中等强度刺激，留针5分钟。

2. 电针：具体取穴如下。

第 1 组：肾俞（左）、命门（左）、秩边（左）、阿是穴（左）。

第 2 组：肾俞（右）、命门（右）、秩边（右）、阿是穴（右）。

第 3 组：环跳（左）、委中（左）、阳陵泉（左）、三阴交（左）。

第 4 组：环跳（右）、委中（右）、阳陵泉（右）、三阴交（右）。

普通针刺后连接电针，每 4 个穴位为 1 组，4 组 / 次，每次留针 20~30 分钟，每日 1 次。

3. 温针灸：具体取穴如下。

第 1 组：命门（左）、命门（右）。

第 2 组：秩边（左）、秩边（右）。

第 3 组：环跳（左）、环跳（右）。

第 4 组：阳陵泉（左）、阳陵泉（右）。

针刺后，选取上述穴位，2 个穴位为 1 组，将艾炷置于针柄上，点燃艾炷施灸，每次选取 1 组穴位，以上 4 组穴位交替使用，每日上午、下午各 1 次。

4. 拔罐：具体取穴如下。

第 1 组：命门（左）、命门（右）。

第 2 组：腰阳关（左）、腰阳关（右）。

第 3 组：环跳（左）、环跳（右）。

第 4 组：阳陵泉（左）、阳陵泉（右）。

选取以上穴位，2 个穴位为 1 组，施以拔罐，每次选取 2 组穴位，以上 4 组穴位交替使用，留罐时间为 5~8 分钟，以皮肤潮红为度，每日 1 次。

5. 穴位注射：具体取穴如下。

第 1 组：命门（左）、命门（右）。

第 2 组：腰阳关（左）、腰阳关（右）。

第 3 组：环跳（左）、环跳（右）。

第 4 组：阳陵泉（左）、阳陵泉（右）。

选取以上穴位，2 个穴位为 1 组，施以穴位注射，每次选取 1 组穴位，以上 4 组穴位交替使用，每日 1 次；穴位注射用药为维生素 B_1、维生素 B_{12} 注射液，每穴 0.5~1ml。

6. 穴位贴敷：具体取穴如下。

命门（左）、命门（右）、环跳（左）、环跳（左）、阳陵泉（右）、阳陵泉（右）。

选取上述 6 个穴位，以药物贴敷，每日 1 次。

7.中药热奄包治疗：具体部位如下。

左下腰部（左命门）、右下腰部（右命门）、左臀部（左环跳）、右臀部（右环跳）、左膝外下侧（左阳陵泉）、右膝外下侧（右阳陵泉）。

将加热好的中药药包置于患病部位或特定穴位上，利用温热之力使药性通过体表透入经络、血脉。每次6个部位，每日1次。

8.中药汤剂

（1）气虚血瘀证

治法：补气活血，祛瘀通络。

推荐方药：补阳还五汤加减。生黄芪、生何首乌、当归尾、赤芍、地龙、桃仁、红花、牛膝、肉苁蓉、川芎。

（2）湿热浸淫证

治法：清利湿热，坚阴通阳。

推荐方药：加味三妙散加减。苍术、黄柏、黄芩、牛膝、滑石、甘草。

（3）肝肾亏虚证

治法：补益肝肾，舒筋活络。

推荐方药：虎潜丸加减。黄柏、陈皮、龟甲、知母、干姜、熟地黄、白芍、锁阳、虎骨。

（4）阳虚湿寒证

治法：温阳补气，祛寒除湿。

推荐方药：羌活胜湿汤加减。羌活、独活、藁本、蔓荆子、川芎、桂枝、附子、甘草。

9.其他药物：根据辨证予维生素 B_1、维生素 B_{12} 肌内注射，并予生脉注射液、复方丹参注射液等静脉滴注。

五、预防调护

（1）功能锻炼：患者每天必须进行功能锻炼3次，每次半小时以内。具体方法如下。①平卧于床，双手肘关节撑在床上做拱背式运动10分钟。②双手扶持床沿反复下蹲10分钟。③站立行走10分钟。

（2）采用健脾补肾益肝、壮筋骨之方药熏洗及进行功能锻炼，旨在调经活络，促进功能恢复。诸法合用，相得益彰，从而达到病愈之目的。

按语：近年来，虽然中医对脊髓炎的临床研究不多，但综观内容，不仅对于症状，对其病因、病位、病性、病势亦有所认识，对脊髓炎进行辨证论治，更有利于准确地进行推拿治疗。临床上将针灸、中医汤药、穴位注射等治疗方法结合起来，疗效更佳。在疾病早期应尽早介入康复治疗，防止肢体、关节痉挛和关节挛缩，促进肌力康复，并进行主动、被动的康复锻炼及局部肢体按摩。

第九节　肌萎缩侧索硬化

肌萎缩侧索硬化是一种选择性侵害脊髓前角细胞、脑干运动神经元、皮质锥体细胞及锥体束的慢性、渐进性神经系统变性疾病，是世界公认的疑难病之一。该病主要损害上、下运动神经元，在运动神经元病中最为普遍，临床主要表现为肌萎缩、无力，肌束颤动，还可出现肌张力升高、腱反射亢进、病理征、吞咽困难、构音障碍等。该病常以单侧上肢远端肌肉无力和萎缩为首发症状，以进行性肌无力为致死特点，且患者多在首发症状后的 1~3 年内死于呼吸衰竭。

一、中医常见辨证分型

1.脾胃虚弱，气血不足证：起病缓慢，肢体软弱无力，逐渐加重，神疲肢倦，少气懒言，肌肉萎缩，肌肉瞤动，食少纳呆，面色白或萎黄无华，舌质淡胖，边有齿痕，苔薄白，脉细弱。

2.肝肾两亏，虚风内动证：起病缓慢，渐见肢体痿软无力或僵硬，尤以下肢明显，肌肉抽掣、拘挛，腰膝酸软，不能久立甚至步履全废，腿胫大肉渐脱，或伴有眩晕耳鸣，舌咽干燥，眠梦多，五心烦热，大便干结，舌质红，少苔，脉弦细。

3.奇经亏虚，络气虚滞证：久病体虚，四肢痿弱无力或僵硬，颈项、腰脊无力，形体消瘦，大肉陷下，肌肉瞤动，形寒肢冷，四肢不温，遇阴寒气候其病情尤为加重，或伴语言謇涩、饮水呛咳、舌痿不能伸缩、气短等症，舌质淡，苔白，脉沉细无力或细涩。

4.下元虚衰，痰浊上泛证：舌强不能言，饮食呛咳，舌肌萎缩，痰涎多而黏稠，咯出费力，咽喉梗阻感，双下肢发冷，行走无力，或足废不能用，手不能握物，或伴气短、心烦、口干等症，舌淡暗，苔浮腻，脉沉细弱。

5.湿热浸淫，筋脉不舒证：肢体困重，痿软或僵硬无力，尤以下肢或两足痿弱为甚，兼见微肿，扪及微热，胸脘痞闷，手足心热而汗出，小便黄，大便黏腻不畅，舌质红，舌苔黄腻，脉濡数或滑数。

二、诊断标准

参照 2022 年中华医学会神经病学分会肌萎缩侧索硬化协作组制定的《肌萎缩侧索硬化诊断和治疗中国专家共识 2022》。

（1）病情进行性发展：通过病史和体格检查，证实病变进行性发展的过程。临床症状或体征通常从某一个局部开始，在一个区域内进行性发展，并从一个区域发展到其他区域。少数患者也可在发病早期出现多个部位同时受累的情况。

（2）临床主要为上、下运动神经元受累表现。至少在 1 个区域存在上、下运动神经元同时受累的证据，或在 2 个区域存在下运动神经元受累的证据。下运动神经元受累的证据主要来源于临床体格检查和（或）肌电图检查。上运动神经元受累的证据主要来源于临床体格检查，但上运动神经元受累的表现，常常会被下运动神经元的体征掩盖。

（3）根据患者临床表现，选择必要的影像学、电生理或化验检查排除其他疾病导致的上、下运动神经元受累。

三、推拿治疗

1. 基本治法

手法：一指禅推法、按法、揉法、推法、擦法、㨰法、拿法、捻法。

基本操作如下。

①患者取仰卧位，医者站于患者身侧，用一指禅推法、指按揉法分别在中府、云门、膻中、中脘、气海、关元等穴治疗（图 2-21），每穴操作 1 分钟。

②患者取坐位，医者站于患者身侧，用㨰法在患侧肩关节及上肢部治疗，被动运动患侧上肢，反复操作约 3 分钟；用拇指按揉肩髃、臂臑、尺泽、曲池、手三里、外关、列缺、合谷等穴，治疗约 3 分钟；用拿法在腕关节治疗，用捻法在掌指关节、指关节治疗，操作约 2 分钟；最后用擦法在上肢部治疗（图 2-22），以透热为度。

③患者取俯卧位，医者站于患者身侧，用拇指按揉法在肺俞、肝俞、胆俞、脾俞、胃俞、肾俞、命门穴治疗约 3 分钟；用擦法在背部督脉、膀

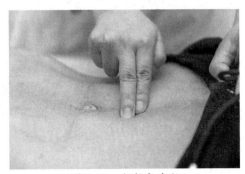

图 2-21　指按气海穴

胱经治疗，以透热为度。

④继上势，用擦法在患侧下肢后面及内外侧操作约3分钟，同时配合患侧下肢被动运动；用拇指按揉法在环跳、居髎、承扶、风市、委中、承山穴治疗约3分钟；用掌推法在患侧下肢后面反复操作约2分钟。

⑤患者取仰卧位，医者站于患者身侧，用擦法、拿法在下肢前面操作约3分钟；用指按揉法在阳陵泉、解溪穴治疗，以酸胀为度（图2-23）。

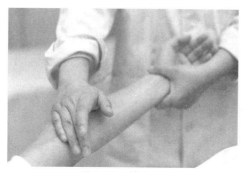
图2-22 擦上肢

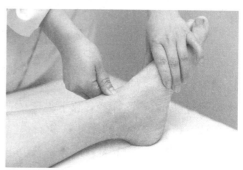
图2-23 指按解溪穴

2. 随证加减

（1）肺热伤津

治法：清热润燥，通络活血。

手法：同基本治法。

取穴与部位：在基本治法基础上，加风门、风池、肩井。

操作：①患者取俯卧位，医者站在患者身侧，用指按揉法在风门穴操作，以酸胀为度。②患者取坐位，医者站于患者身后，用拿法在风池、肩井治疗，每穴1分钟。

（2）脾胃虚弱

治法：健脾益胃。

手法：在基本治法基础上，加摩法。

取穴与部位：在基本治法基础上，加中脘、足三里、三阴交、阳陵泉、悬钟、脾俞、胃俞。

操作：①患者取仰卧位，医者站在患者身侧，用指按揉法在中脘穴重点操作2分钟；用掌摩法在腹部操作约3分钟。②继上势，用按揉法在阳陵泉、悬钟、足三里、三阴交治疗，每穴1分钟。③患者取俯卧位，医者站于患者身侧，用指按揉法在脾俞、胃俞重点操作，每穴2分钟。

（3）湿热浸淫

治法：清热利湿，通利经脉。

手法：在基本治法基础上，加摩法。

取穴与部位：在基本治法基础上，加中脘、足三里、三阴交、阴陵泉、肝俞、胆俞、脾俞、胃俞。

操作：①患者取仰卧位，医者站在患者身侧，用指按揉法在中脘穴治疗约2分钟；用摩法在腹部治疗约2分钟。②继上势，用按揉法在阴陵泉、足三里、三阴交治疗，每穴1钟。③患者取俯卧位，医者站在患者身侧，用指按揉法在肝俞、胆俞、脾俞、胃俞治疗，时间为3分钟。

（4）肝肾亏虚

治法：补益肝肾，调和气血。

手法：同基本治法。

取穴与部位：在基本治法基础上，加阴陵泉、三阴交、太溪、肝俞、肾俞、命门、八髎。

操作：①患者取仰卧位，医者站在患者身侧，用指按揉法在阴陵泉、三阴交、太溪操作，每穴1分钟。②患者取俯卧位，医者站在患者身侧，用指按揉法在肝俞、肾俞、命门治疗，每穴1分钟；用横擦法在肾俞、命门、八髎穴治疗，以透热为度。

五、其他疗法

1. 普通针刺：以手、足阳明经穴和夹脊穴为主。

取穴：上肢取肩髃、曲池、手三里、合谷、外关、颈及胸夹脊。下肢取髀关、伏兔、足三里、丰隆、风市、阳陵泉、三阴交、腰夹脊。

加减：肺热津伤加鱼际、尺泽、肺俞清肺润燥；湿热浸淫加阴陵泉、中极利湿清热；脾胃虚弱加脾俞、胃俞、章门、中脘补益脾胃；肝肾亏虚加肝俞、肾俞、太冲、太溪补益肝肾。

2. 灸法

（1）脾胃虚弱，气血不足证

悬灸：选取中脘、气海、足三里、三阴交、曲池等穴，艾条施灸，施灸程度以局部皮肤充血、红晕为度，每日1次。

（2）奇经亏虚，络气虚滞证

隔物灸：选用具有补益奇经、流畅络气的药物制成药粉，用陈醋、蜂蜜调和制成中药饼，将制成的药饼自颈椎到骶椎沿督脉顺序排列，另将纯艾绒捏紧成长条状，纵向置于药饼中央，点燃实施灸法 30~40 分钟，每周 2 次。

3.中药汤剂

（1）脾胃虚弱，气血不足证

治法：调补脾胃，益气养血。

推荐方药：参苓白术散合补中益气汤加减。黄芪、人参、白术、当归、升麻、柴胡、陈皮、扁豆、薏苡仁、莲子肉、桑枝、山药、千斤拔、鸡血藤、炙甘草等。或具有同类功效的中成药（包括中药注射液）。

（2）肝肾两亏，虚风内动证

治法：培补肝肾，潜镇息风。

推荐方药：大补阴丸合虎潜丸加减。熟地黄、黄精、山茱萸、枸杞子、木瓜、狗骨、牛膝、龟甲、知母、黄柏、锁阳、当归、白芍、磁石、天麻等。或具有同类功效的中成药（包括中药注射液）。

（3）奇经亏虚，络气虚滞证

治法：补益奇经，流畅络气。

推荐方药：①龟鹿二仙胶加减。龟甲胶、鹿角胶、仙茅、淫羊藿、人参、枸杞子、枳实、丹参、香橼。或具有同类功效的中成药（包括中药注射液）。②扶元起萎汤（经验方）。人参、黄芪、桂枝、白术、当归、鹿茸、菟丝子、肉苁蓉、枳实、丹参。气短、语言謇涩者加桔梗、细辛、五味子、蛤蚧、山茱萸；兼吞咽困难、饮水呛咳者，加石菖蒲、半夏。

（4）下元虚衰，痰浊上泛证

治法：滋补下元，祛痰化浊。

推荐方药：地黄饮子加减。干地黄、巴戟天、山茱萸、肉苁蓉、石斛、制附子、五味子、肉桂、茯苓、麦冬、石菖蒲、远志、胆南星、旋覆花、橘红等。或具有同类功效的中成药（包括中药注射液）。

（5）湿热浸淫，筋脉不舒证

治法：清化湿热，通利筋脉。

推荐方药：三仁汤合二妙散加减。杏仁、白豆蔻、生薏苡仁、萆薢、石菖蒲、荷梗、白芷、泽泻、苍术、黄柏、防己、蚕沙、木瓜、牛膝等。或具有同类功效的中成药（包括中药注射液）。

4.穴位注射：取双侧曲池、内关、足三里。予复方当归注射液注射，进针后提插捻转至得气，每穴注射 0.5~1ml。注射结束后局部适当按压，隔日 1 次。

5.梅花针治疗：在颈及脊柱两旁或循手足阳明经皮部用梅花针轻刺，以皮肤微红为度，隔日 1 次。

6.康复训练：卧床患者，加强护理，患肢处于功能位，进行主动或被动运动，防止肢体挛缩、畸形。针对构音障碍及吞咽困难患者，进行针对性言语训练及吞咽功能障碍训练；对于呼吸功能下降患者，配合呼吸功能训练。

五、预防调护

（1）情志调护：心理因素可影响本病预后，故注意与患者多进行面对面的沟通，给予耐心的开导、热心的抚慰与鼓励，帮助其正确认识自己的病情，了解治疗的过程与方法，建立平和的心态，积极配合治疗。

（2）生活调护：注意气候变化，避免外感六淫，以防疾病加重；病情危重、卧床不起者，要常翻身拍背，协助排痰，以防痰湿壅肺和发生褥疮；颈部无力者建议应用颈托；适量肢体运动，不可过于疲劳，防止外伤，以免病情加重。

（3）饮食调护：定期评估营养状态，保证充足的维生素和蛋白质摄入，避免体重下降，少食辛辣、生冷之品，不宜食用味精，避免烟酒。吞咽出现困难者，宜进食半固体食物或流食，少食多餐，进食时可采用坐姿，并把颈往前倾，以免呛咳，若不慎呛咳，应采用低头位进行拍背动作。

（4）呼吸调护：呼吸功能受累者可适当做腹式呼吸、缩唇呼气和扩胸、弯腰、下蹲等动作，或者做吐纳呼吸训练。吸气时，想吸入的空气达到胸腔正中，然后到达腹部正中，最后到达肚脐下3寸的关元穴位置；呼气时，应缓慢，想着全身的浊气随呼气而吐出体外，尽量呼出全部的浊气。该训练宜采用少量多次方式。

第十节　哮　喘

哮喘是由多种细胞（如嗜酸性粒细胞、肥大细胞、T淋巴细胞、中性粒细胞、气道上皮细胞等）和细胞组分参与的以气道慢性炎症为特征的异质性疾病，这种慢性炎症与气道高反应性相关，通常出现广泛而多变的可逆性呼气气流受限，导致反复发作喘息、气促、胸闷和（或）咳嗽等症状，强度随时间变化。多在夜间和（或）清晨发作、加剧，多数患者可自行缓解或经治疗缓解。支气管哮喘如诊治不及时，随病程的延长可产生气道不可逆性缩窄和气道重塑。

一、中医常见辨证分型

分为实证和虚证两大类，依据症状及四诊合参，实证分为风寒袭肺证、风热犯肺证、痰浊阻肺证，虚证分为肺气虚证、肾气虚证。

（一）实证

1. 风寒袭肺证：喘急胸闷，伴有咳嗽，咯痰稀薄，色白，初起多兼恶寒、发热、头疼身痛等表证，口不渴，舌质淡，苔薄白，脉浮或浮紧。

2. 风热犯肺证：喘促气粗，甚至鼻翼煽动，胸膈烦闷烦躁，呛咳阵作，咳嗽痰黄而稠，伴有心烦口渴，喜冷饮，汗出，甚则发热面红，舌质红，苔黄，脉浮数。

3. 痰浊阻肺证：气喘咳嗽，痰多而黏，咯出不爽，甚则喉中有痰鸣声，胸中满闷，呕恶纳呆，口黏不渴，口淡无味，舌苔白腻，脉滑。

（二）虚证

1. 肺气虚证：喘促气短，言语无力，咳声低弱，自汗畏风，或咽喉不利，口干面红，甜质偏红，，脉象软弱。

2. 肾气虚证：喘促日久，呼长吸短，动则喘息更甚，形瘦神疲，气不得续，汗出，肢冷，面青，甚则肢体浮肿，小便常因咳甚而失禁，或尿后余沥，心悸不安，舌淡苔薄，脉沉细或沉弱。

二、诊断标准

参照 2020 年中华医学会呼吸病学分会制定的《支气管哮喘防治指南》。

1. 典型哮喘的临床症状和体征

（1）反复发作性喘息、气促，伴或不伴胸闷或咳嗽，夜间及晨间多发，常与接触变应原、冷空气、物理、化学性刺激以及上呼吸道感染、运动等有关。

（2）发作时及部分未控制的慢性持续性哮喘，双肺可闻及散在或弥漫性哮鸣音，呼气相延长。

（3）上述症状和体征可经治疗缓解或自行缓解。

2. 可变气流受限的客观检查

（1）支气管舒张试验阳性（吸入支气管舒张剂后，FEV1 增加 > 12%，且 FEV1 绝对值增加 > 200ml）；或抗炎治疗 4 周后与基线值比较 FEV1 增加 > 12%，且 FEV1 绝对值增加 > 200ml（除外呼吸道感染）。

（2）支气管激发试验阳性：一般应用吸入激发剂为乙酰甲胆碱或组胺，通常以吸入激发剂后 FEV1 下降 ≥ 20%，判断结果为阳性，提示存在气道高反应性。

（3）呼气流量峰值（peak expiratory flow, PEF）平均每日昼夜变异率（至少连续 7 天每日 PEF 昼夜变异率之和 / 总天数 7）> 10%，或 PEF 周变异率 ｛（2 周内最高 PEF 值 – 最低 PEF 值）/［（2 周内最高 PEF 值 + 最低 PEF）× 1/2］× 100% > 20%。

符合上述症状和体征，同时具备气流受限客观检查中的任一条，并除外其他疾病所引起的喘息、气促、胸闷及咳嗽，可以诊断为哮喘。

三、推拿治疗

1. 治疗原则：肃肺降气平喘是推拿治疗本病的总原则，实证以祛邪为主，虚证以扶正为主。

2. 基本治法

（1）头面及项部操作

取穴与部位：风池、肩井、桥弓，头部。

推拿手法：推法、抹法、拿法。

操作方法：先推一侧桥弓穴，自上而下 20~30 次，再推另一侧桥弓穴（图 2-24），自额至下颌用分推法向左右两侧操作，往返 2~3 遍，然后在侧头部胆经循行区域，自前上方向后下方用抹法操作 10 余次，然后再在另一侧治疗。从头顶部至枕部用五指拿法，自枕部项部转为三指拿法，重复 3~4 遍。拿风池、肩井穴（图 2-25）。

（2）躯干部操作

取穴与部位：天突、膻中、中脘、天枢、定喘、大椎、肺俞、脾俞、肾俞、胸部、背部。

推拿手法：按法、揉法、一指禅推法、擦法。

操作方法：患者仰卧，用一指禅推法从患者任脉天突穴推至神阙穴，指按天突、膻中、中脘、天枢。横擦前胸部，沿锁骨下缘开始到 12 肋，往返 2~3

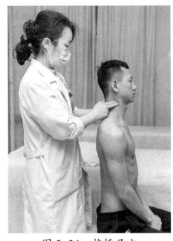

图 2-24 推桥弓穴

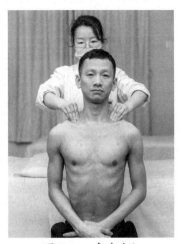

图 2-25 拿肩井穴

遍。患者俯卧，从肩背部开始到腰骶部横擦，往返 2~3 遍，直擦大椎到腰骶部督脉部位。以一指禅推法或按揉法在定喘、大椎、肺俞、脾俞、肾俞等穴操作，以酸胀"得气"为度。

（3）四肢部操作

取穴与部位：足三里、丰隆，上肢内侧、肩部、下肢。

推拿手法：按法、揉法、擦法、拿法。

操作方法：擦上肢内外两侧，以透热为度。自腹部拿至腕部。按揉足三里（图 2-26）、丰隆穴，以酸胀"得气"为度。拿双下肢，先操作一侧，再操作另一侧。

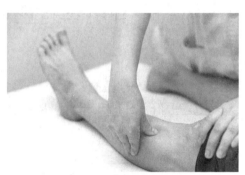

图 2-26　按揉足三里穴

3. 辨证加减

（1）风寒袭肺证

①直擦背部膀胱经，以透热为度。

②用一指禅推法或按揉法在背部两侧肺俞、膈俞操作，每穴约 2 分钟。

（2）风热犯肺证

①直擦背部膀胱经，以温热为度。

②用三指拿法并按揉颈椎两侧，往返 5~6 遍，时间约 3 分钟。

（3）痰浊阻肺证

①横擦左侧背部，以透热为度。

②按、拿两侧尺泽、内关、足三里、丰隆等穴，以酸胀为度，每穴约 1 分钟。

（4）肺虚证

①重点横擦前胸上部及背部心俞、肺俞区域，均以透热为度。

②用轻柔的一指禅推法或按揉法在两侧肺俞、脾俞、肾俞治疗，每穴 1~2 分钟。

（5）肾虚证

①直擦背部督脉及横擦腰部肾俞、命门，均以透热为度。

②按揉两侧肾俞、肺俞，手法宜轻柔，切忌刺激太重。

哮喘发作较甚者，用一指禅推法或按揉法，在两侧定喘、风门、肺俞、肩中俞治疗，每穴操作 1~2 分钟。

治疗开始时用轻柔的手法，以后逐渐加重，以患者有明显的酸胀感为度。

在哮喘缓解后再进行辨证施治。

四、其他疗法

1.中药汤剂

（1）实证

①风寒袭肺证

治法：温肺散寒，涤痰定喘。

推荐方药：小青龙汤合三子养亲汤加减。麻黄、芍药、细辛、干姜、炙甘草、桂枝（去皮）、五味子、半夏等。或具有同类功效的中成药（包括中药注射剂）。

②风热犯肺证

治法：清热宣肺，化痰定喘。

推荐方药：定喘汤或麻杏石甘汤加减。麻黄、黄芩、桑白皮、苏子、半夏、银杏、杏仁、款冬花、甘草等。或具有同类功效的中成药（包括中药注射剂）。

③痰浊阻肺证

治法：健脾化痰，降气平喘。

推荐方药：三子养亲汤加减。炙麻黄、苦杏仁、橘红、半夏、茯苓、紫苏子、莱菔子、白芥子、诃子、甘草等。或具有同类功效的中成药（包括中药注射剂）。

（2）虚证

①肺气虚证

治法：补肺益气，降气平喘。

推荐方药：补肺散加减。桑白皮、熟地黄、人参、紫菀、五味子、黄芪等。或具有同类功效的中成药（包括中药注射剂）。

②肾气虚证

治法：补肾纳气，降气平喘。

推荐方药：平喘固本汤加减。党参、胡桃肉、五味子、紫苏子、法半夏、款冬花、陈皮、地龙等。或补肾益气方加减，如橘红、淫羊藿、生地黄等。或具有同类功效的中成药（包括中药注射剂）。

2.普通针刺

（1）实证

主症：风寒外袭，症见咳嗽，咯吐稀痰，形寒无汗，头痛，口不渴，苔薄白，脉浮紧。如因痰热，多见咳痰黏腻色黄，咳痰不爽，胸中烦闷，或见身热口渴，大便秘结，苔黄腻，脉滑数。

治法：取手太阴经穴为主。毫针刺用泻法，风寒可酌用灸法；痰热可兼取足阳明经穴，不宜灸。

处方：膻中、列缺、肺俞、尺泽。风寒加风门；痰热加丰隆；喘甚加天突、定喘。

（2）虚证

主症：病久肺气不足，症见气息短促，语言无力，动则汗出，舌质淡或微红，脉细数或软无力。如喘促日久，以致肾虚不能纳气，则神疲气不得续，动则喘息，汗出，肢冷，脉沉细。

治法：调补肺肾之气为主。毫针用补法，可酌情用灸法。

处方：肺俞、膏肓、肾俞、气海、足三里、太渊、太溪。

每日1次或隔日1次，7~10次为1个疗程。

3. 穴位贴敷： 主穴选取定喘、风门、肺俞、天突、膏肓、膻中等穴位，脾虚加脾俞，肾虚加肾俞。参考《张氏医通》白芥子膏组方，炒白芥子、延胡索各20g，细辛、甘遂、肉桂、天南星各10g，共研细末，用生姜汁调成糊状，将药糊贴敷于穴位上，胶布固定。贴24小时后去药洗净，注意防止出现皮肤损伤。慢性持续期，每次间隔3~4天，治疗8~10次为1个疗程；临床缓解期，在三伏天，每伏各取1天做穴位贴敷，3次为1个疗程，可连续做3个疗程。

4. 拔罐： 急性发作期和慢性持续期患者，根据病情需要，可选择大椎、风门、肺俞、定喘、丰隆等穴位，每日或隔日拔罐1次，每次更换部位，拔罐时间5~8分钟，10日为1个疗程。

5. 耳针： 急性发作期和慢性持续期患者，根据病情需要，可选择下屏尖、肾上腺、气管、皮质下、交感、肺等穴位，用磁珠或王不留行籽固定于相应穴位，每天按4~6次，以有酸胀感为度，每次3~5分钟，保留3~7天。

6. 膏方： 慢性持续期和临床缓解期的患者，根据患者体质辨证使用。哮喘发病其标在肺，其本在肾，虚实夹杂，故临床在扶正补虚的同时，宜兼顾祛邪治病，同时应重视顾护脾胃，不可滋腻太过。方以二陈汤、七味都气丸、人参养荣汤等为主加减。

五、预防调护

（1）起居：哮喘发作时卧床休息，重者取半卧位或端坐位；寒哮、虚哮证患者的病室宜向阳温暖，胸背部保暖；热哮证患者的室温宜偏凉；痰黏稠难以咳出时，注意翻身拍背。

（2）用药：中药汤剂一般宜温服，寒哮证宜热服；哮喘发作有规律者，可在发作前12小时服药以缓解症状，服药后观察其效果和反应。

（3）饮食：注意饮食调护，保持大便通畅；饮食宜清淡、富营养，不宜过饱、过甜、过咸，忌生冷、辛辣、鱼腥发物、烟酒等；喘憋多汗者，嘱多饮水。对咳嗽痰多患者，可适当食用化痰止咳的水果、食疗方，如杏仁、梨、陈皮粥等。

（4）避免哮喘的诱发因素，如避免摄入引起过敏的食物，室内不种花草，不养宠物，经常打扫房间，清洗床上用品等；帮助患者理解哮喘发病机制及其本质、发作先兆、症状等，指导患者自我监测症状，预防发作。通过定期肺功能监测，客观评价哮喘病情严重程度；帮助患者学会在急性发作时能简单、及时地应对，掌握正确的药物吸入技术，讲解常用药物的用法、剂量、疗效、不良反应，与患者共同制定哮喘长期管理、防止复发的计划。

（5）劳逸适当，防止过度疲劳，根据身体情况，做适当的体育锻炼，如练习太极拳、内养功、八段锦、慢跑等，逐步增强体质，以提高抗病能力并预防疾病发展为不可逆性气道阻塞等，防止发生猝死。

按语：哮喘发作，多为外邪引动伏痰，阻塞肺道所致，其病程较长，反复发作，顽固难愈。采用推拿治疗，对轻型哮喘疗效较好，可以达到平喘化痰、利肺之效，对重型哮喘合并感染，应综合治疗，以防止病情恶化。预防感冒，戒除烟酒，以消除诱因；防寒保暖，净化环境，远离病源，以减少发作。长期坚持推拿治疗，尤在缓解期，要持之以恒，标本兼顾，可预防其发作。

第十一节　咳　嗽

咳嗽是肺失宣肃，肺气上逆，冲击气道，发出咳声或伴咯痰为临床特征的一种病症。"咳"指肺气上逆作声；"嗽"指咯吐痰液。临床上多痰、声并见，难以截然分开，故以咳嗽并称。

西医学的上呼吸道感染、急慢性支气管炎、支气管扩张、肺炎等以咳嗽为主症者可参照本节辨证治疗。

一、中医常见辨证分型

1. 风寒袭肺证：咳嗽声重，痰白稀薄，伴有头痛，鼻塞流清涕，恶寒发热，无汗，骨节酸痛，喉痒或咳时胸痛，舌苔薄白，脉浮或浮紧。

2. 风热犯肺证：咳嗽气粗，痰稠而黄，咳痰不爽，口渴咽痛，伴发热恶风，头痛，鼻流黄涕，汗出，舌苔薄黄，脉浮数。

3. 燥热伤肺证：咳嗽痰少或干咳无痰，痰黏难咯，咳甚则胸痛，鼻燥咽干，或有痰中带血丝。初期可伴畏寒身热、鼻塞头痛等症，舌红少津，苔薄黄，脉细数。

4. 痰湿蕴肺证：咳嗽痰多，痰白而黏，容易咯出，胸脘满闷，有时呕恶，或神疲纳呆，舌苔白腻，脉濡滑。

5. 痰热壅肺证：咳嗽气促，痰黄黏稠难咯，或面赤，口渴喜饮，喘促鼻煽，便秘溲赤，舌红，苔黄少津，脉滑数。

6. 肺气虚损证：咳嗽气短，咳声低微，咯痰清稀，自汗畏冷，面色无华，易感外邪，舌质淡嫩，脉虚弱。

7. 肺阴亏耗证：干咳无痰，痰少而黏，痰中带血，咽痒声哑，手足心热，或午后潮热，口干颧红，舌红少津，脉细数。

8. 肝火犯肺证：上气咳逆阵作，咳时面红目赤，咳嗽时引发胸痛，可随情绪波动增减，烦热咽干，常感痰滞咽喉，咯之难出，量少质黏，或痰如絮条，口干口苦，胸胁胀痛，舌质红，苔薄黄少津，脉弦数。

二、诊断标准

参照 2018 年中华医学会制定的《咳嗽基层诊疗指南（2018 年）》。

1. 病史：询问咳嗽的持续时间、时相、性质、音色以及诱发或加重因素、体位影响、伴随症状等，了解痰液量、颜色及性状等和有无吸烟史、职业或环境刺激暴露史、服用 ACEI 类药物或其他药物史等对诊断具有重要价值。有特殊职业接触史应注意职业性咳嗽的可能。

咳嗽可按持续时间分为急性、亚急性或慢性咳嗽，缩小诊断范围。急性咳嗽主要为普通感冒与急性气管 – 支气管炎，亚急性咳嗽最常见的病因为感染后咳嗽。干咳主要见于非感染性咳嗽，湿咳则以感染性咳嗽多见，特别是痰量较多、咳脓性痰者，应首先考虑呼吸道感染性疾病。

咳嗽发生的时相有一定的诊断价值，夜间咳嗽为主的患者应首先考虑咳嗽变异性哮喘的诊断。有过敏性疾病史和家族史者应注意排除过敏性鼻炎和支气管哮喘相关的咳嗽。伴随鼻塞、流涕、喷嚏、鼻后滴流感、咽后黏液附着感等，应首先考虑上气道咳嗽综合征的可能；伴随反酸、嗳气、胸骨后烧灼感等症状或者餐后咳嗽加重应考虑胃食道返流咳嗽的诊断；痰中带血或咳血者应考虑结核、支气管扩张和肺癌的可能。

2. 查体：包括体型、鼻、咽、喉、气管、肺部等，双肺呼吸音及有无干湿啰音等。肥胖体型者应注意睡眠呼吸暂停或胃食管反流合并慢性咳嗽的可能。多数慢性咳嗽患者无异常体征。体格检查闻及呼气期哮鸣音时，要考虑哮喘可能；闻及吸气期哮鸣音，要警惕中心型肺癌或支气管结核；闻及 Velcro 啰音，应考虑间质性肺疾病的可能。此外，也应注意有无心界扩大、早搏、器质性杂音等心脏体征。

3. 辅助检查

（1）X 线胸片：建议将 X 线胸片作为慢性咳嗽的常规检查。如发现明显病变，根据病变特征进行评估，如无明显病变，则按慢性咳嗽诊断流程进行检查。X 线胸片如有可疑病变需要进一步 CT 检查时可转诊至有条件医院进一步检查。避免短期内反复 X 线检查。

（2）外周血常规：白细胞计数和中性粒细胞分类升高提示细菌感染。外周血嗜酸粒细胞数增多（> 300 个 /μl）提示变应性疾病，但多数咳嗽变异性哮喘和 EB 患者的外周血嗜酸粒细胞数可在正常范围内。外周血嗜酸粒细胞数显著升高（> 20%）提示寄生虫感染、嗜酸粒细胞性肺炎等。

（3）气道可逆性检查：基层医院一般不具备常规肺功能检测条件，部分机构可考虑简易峰流速（PEF）监测或手持式简易肺功能仪，通过监测 PEF 日平均变异率明确是否存在气流可逆性受限。如连续 1 周以上监测的 PEF 日平均变异率＞10%，则提示气流可逆性受限。

（4）肺功能检查：为慢性咳嗽病因诊断的常规检测项目。

通气功能和支气管舒张试验主要用于诊断典型哮喘、部分咳嗽变异性哮喘和慢性阻塞性肺疾病等。

支气管激发试验主要包括乙酰甲胆碱和组胺支气管激发试验，用于检测气道是否存在高反应性。支气管激发试验阳性是诊断咳嗽变异性哮喘的重要标准，在病史、症状、体征以及其他基层检查结果提示咳嗽变异性哮喘可能时，应考虑尽早完善激发试验避免延误病情。

在中国《咳嗽的诊断与治疗指南（2015 版）》中，除了 X 线胸片以外，肺通气功能＋激发试验与诱导痰检查为慢性咳嗽的一线检查，有条件的单位可联合使用。

（5）诱导痰细胞学检查：是诊断慢性咳嗽病因和气道炎症最重要的一种无创检查方法，其安全性和耐受性较好。诱导痰嗜酸粒细胞数升高（> 2.5%）是诊断 EB 的主要指标，亦可用于咳嗽变异性哮喘的辅助诊断。诱导痰检测有助于指导吸入糖皮质激素（ICS）应用，使慢性咳嗽患者获益。许多患者痰嗜酸粒细胞比例与血嗜酸粒细胞比例并不平行，这一点需要注意。

（6）呼出气一氧化氮（FeNO）检测：是近年来开展的一项无创气道炎症检查技术，在无法实施诱导痰检测的医疗机构可作为一种补充。FeNO升高（＞32 ppb）提示嗜酸粒细胞性炎症或激素敏感性咳嗽可能性大。但FeNO筛查慢性咳嗽相关嗜酸粒细胞性炎症的敏感性不高，大约40%的嗜酸粒细胞升高患者的FeNO水平正常。

（7）变应原皮试和血清IgE检查：用于检测患者是否存在特应质和确定变应原类型，有助于变应性疾病的诊断。由变应性鼻炎引起的上气道咳嗽综合征、咳嗽变异性哮喘、变应性咳嗽患者的阳性比例较高，EB亦有一定的阳性比例。

（8）24小时食管pH值-多通道阻抗监测：是目前判断胃食管反流的最常用和最有效的方法。通过动态监测食管pH值的变化以及食管腔内阻抗，从而判断反流（包括酸反流、非酸反流）与咳嗽或其他症状的相关关系。DeMeester积分可表示反流程度，由24小时食管pH值＜4的次数、最长反流时间、食管pH值＜4占监测时间百分比等6项参数综合计算得出，结合食管腔内阻抗还可以识别弱酸或弱碱等非酸性反流。这种方法通过实时记录反流相关症状，以获得反流与咳嗽症状的相关概率（SAP），确定反流与咳嗽的关系。

（9）CT检查：X线胸片如有可疑病变时，可进一步进行CT检查。胸部CT检查有助于发现纵隔前后肺部病变、肺内小结节、气管壁增厚、气管壁钙化、气管狭窄、纵隔淋巴结肿大等一些胸部X线检查不易发现的病变。高分辨率CT有助于诊断早期间质性肺疾病和非典型支气管扩张。怀疑鼻窦炎时，首选鼻窦CT检查。

（10）支气管镜检查：不作为慢性咳嗽的常规检查，但对于常规检查未明确病因或针对常见病因治疗无效的不明原因慢性咳嗽患者，支气管镜检查可用于诊断或排除气道腔病变导致的咳嗽病因，如支气管肺癌、异物、结核、复发性多软骨炎等。

三、推拿治疗

1.治疗原则： 外感咳嗽治以宣肺祛邪；内伤咳嗽治以祛湿化痰，扶正补虚，标本兼顾。

2.基本治法

（1）胸背部操作

取穴与部位：天突、膻中、中府、身柱、大杼、风门、肺俞，胁肋部、胸骨部。

推拿手法：揉推、一指禅推、搓等手法。

操作方法：患者取仰卧位，医生以中指揉天突、膻中、中府（图2-27），每穴1分钟；再以两拇指由胸骨剑突沿肋弓分推两胁肋部5~10遍；患者取俯卧位，用一指禅推身柱、大杼、风门、肺俞，每穴1分钟；双手搓摩胁肋部5~10遍（图2-28）。

（2）四肢部操作

取穴与部位：尺泽、外关、列缺、太渊、合谷。

推拿手法：一指禅推、按、揉等手法。

操作方法：患者取坐位，医生先用一指禅推尺泽（图2-29）、太渊2分钟，然后按揉列缺、外关、合谷，每穴1分钟。

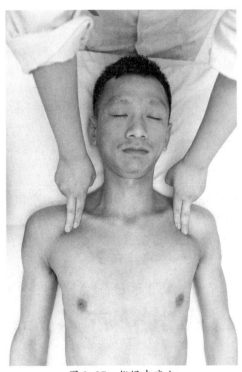

图2-27　指揉中府穴

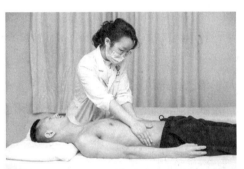

图2-28　搓摩胁肋部

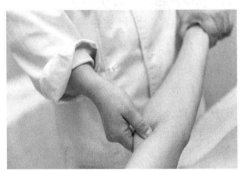

图2-29　一指禅推尺泽穴

3. 辨证加减

（1）风寒袭肺证

①用拇指点按风池、风府，以局部酸胀并向周围扩散为宜。擦背部膀胱经，以透热为度。

②拿肩井，使头部、胸部有轻快感觉为宜。

（2）风热犯肺证

①用手掌小鱼际推、搓大椎、肺俞及背部压痛点各2分钟。

②按揉曲池、合谷，每穴2分钟，使感应扩散到整个上肢。拿肩井2分钟。

（3）痰湿蕴肺证

①重点按揉手三里、丰隆，每穴2分钟。

②按揉章门，以呼吸道通畅、咳出黏痰为度。

（4）痰热壅肺证

①一指禅推天柱、肩井，每穴1分钟。

②重按太冲、行间、三阴交，使酸胀感沿经脉向上扩散，每穴1分钟。

四、其他疗法

1.中药汤剂

（1）风寒袭肺证

治法：疏风散寒，宣肺止咳。

推荐方药：三拗汤合止嗽散。麻黄、荆芥、杏仁、紫菀、白前、百部、陈皮、桔梗、甘草等。

（2）风热犯肺证

治法：疏风清热，宣肺止咳。

推荐方药：桑菊饮加减。桑叶、菊花、连翘、薄荷、桔梗、杏仁、芦根、甘草、前胡、浙贝母、牛蒡子、金银花等。

（3）燥热伤肺证

治法：疏风清肺，润燥止咳。

推荐方药：桑杏汤加减。桑叶、豆豉、杏仁、象贝母、南沙参、梨皮、山栀子、天花粉等。

（4）痰热壅肺证

治法：清热肃肺，豁痰止咳。

推荐方药：清金化痰汤加减。黄芩、山栀子、知母、桑白皮、川贝母、桔梗、瓜蒌、麦冬、甘草、陈皮等。

（5）痰湿蕴肺证

治法：燥湿化痰，理气止咳。

推荐方药：二陈汤合三子养亲汤加减。陈皮、半夏、茯苓、白芥子、紫苏子、莱菔子等。

（6）肺阴亏耗证

治法：滋阴润肺，化痰止咳。

推荐方药：沙参麦冬汤加味。沙参、麦冬、玉竹、天花粉、冬桑叶、扁豆、甘草等。

（7）肺气虚损证

治法：补肺益气，健脾化痰。

推荐方药：四君子合玉屏风散加减。人参、白术、茯苓、甘草、黄芪、防风、陈皮等。

（8）肝火犯肺证

治法：清肝泻肺，顺气降火。

推荐方药：黛蛤散合加减泻白散。青黛、海蛤壳、地骨皮、桑白皮、陈皮、茯苓、人参、甘草、五味子。

2.普通针刺：主穴取肺俞、中府、列缺、太渊。风寒袭肺证加肺门、合谷；风热犯肺证加大椎、曲池、尺泽；燥热伤肺证加太溪、照海；痰湿蕴肺证加足三里、丰隆；痰热壅肺证加尺泽、天突；肺阴亏耗证加膏肓、太溪。实证针用泻法，虚证针用平补平泻法。

3.灸法：选大椎、肺俞（或风门）、膏肓。采用麦粒灸，3~5 日治疗 1 次，5 次为 1 个疗程；或予艾条灸，每日 1 次，每次 5~10 分钟，以皮肤潮红为度，可与针刺配合应用，适用于慢性支气管炎。

4.穴位注射：可以用卡介菌多糖核酸于双侧肺俞穴进行穴位注射，每天 1 次，连续治疗 3 个月。

5.穴位贴敷：可用疏风宣肺、止咳化痰药贴敷于胸背部腧穴，取天突、大椎、肺俞（双）、中府，每天换 1 次药贴，连续 10 天。

五、预防调护

注意气候变化，防寒保暖，避免受凉，尤其在气候反常之时更要注意调摄。咳嗽痰多者，不宜食肥甘厚味，以免蕴湿生痰。风热、风燥、肺阴虚咳嗽，不宜食辛辣香燥之品及饮酒，以免伤阴化燥助热。戒除吸烟、喝酒等不良习惯。痰多者应尽量鼓励患者将痰排出。咳而无力者，可翻身拍背以助痰排出，必要时吸痰，但操作时要避免刺激或损伤咽部。增强体质，对慢性久咳的肾虚患者，应嘱其进行适当的体育锻炼以提高肺的通气功能，增强抗病能力。

药物预防：可根据患者体质辨证用药。对于平素自汗，易于感冒，属肺卫不固者，可服玉屏风散；对于气阴两虚者，可服生脉饮。

按语： 外感咳嗽起病急，病位浅，病情轻，推拿取穴以肺经为主，手法宜重，治疗得当则较易治愈。内伤咳嗽病程较长，病情复杂，除选肺经穴位外，还应随证选取脾、肝、肾经之穴，非急性期手法宜轻，从缓图治。

第十二节　呃　逆

呃逆是指以气逆上冲，喉间呃呃连声，声短而频，令人不能自制为主要表现的病症，又称"打嗝""哕""咳逆"。西医学的胃肠神经官能症、胃炎、胃扩张、脑血管病或其他原因导致以呃逆为主要临床表现者，均可参照本节辨证治疗。

一、中医常见辨证分型

1. 胃中寒冷证

主症：呃声沉缓有力，胸膈及胃脘不舒，得热则减，遇寒更甚，进食减少，喜食热饮，口淡不渴，舌苔白润，脉迟缓。

证机概要：寒蓄中焦，气机不利，胃气上逆。

2. 胃火上逆证

主症：呃声洪亮有力，冲逆而出，口臭，多喜冷饮，脘腹满闷，大便秘结，小便短赤，苔黄燥，脉滑数。

证机概要：热积胃肠，腑气不畅，胃火上冲。

3. 气机郁滞证

主症：呃逆连声，常因情志不畅而诱发或加重，胸胁满闷，脘腹胀满，嗳气纳减，肠鸣矢气，苔薄白，脉弦。

证机概要：肝气郁滞，横逆犯胃，胃气上逆。

4. 脾胃阳虚证

主症：呃声低长无力，气不得续，泛吐清水，脘腹不舒，喜温喜按，面色㿠白，手足不温，食少乏力，大便溏薄，舌质淡，苔薄白，脉细弱。

证机概要：中阳不足，胃失和降，虚气上逆。

5. 胃阴不足证

主症：呃声短促而不得续，口干咽燥，烦躁不安，不思饮食，或食后饱胀，大便干结，舌质红，苔少而干，脉细数。

证机概要：阴液不足，胃失濡养，气失和降。

二、诊断标准

参照 2020 年人民卫生出版社出版的"十二五"普通高等教育本科国家级规划教材《推拿治疗学》。

以气逆上冲，喉间呃呃连声，声短而频为主要临床表现。常伴有胸膈满闷，胃脘部嘈杂灼热、嗳气、情绪不安等。多有饮食不当、情志不遂、感寒着凉等诱发因素，起病较急。

三、推拿治疗

1.治疗原则：以和胃降逆为主。胃寒者，治以温中祛寒；胃热者，治以泄热通腑；气郁痰阻者，治以降气化痰；正气亏虚者，治以温补脾胃。

2.基本治法

（1）胸腹部操作

取穴与部位：缺盆、膻中、中脘，腹部。

推拿手法：按、揉、摩等手法。

操作方法：患者取仰卧位。医生坐于左侧，按揉缺盆（图 2-30），以酸胀为度。然后按揉膻中（图 2-31）1 分钟。顺时针摩腹部，以中脘为重点，时间为 6~8 分钟（图 2-32）。

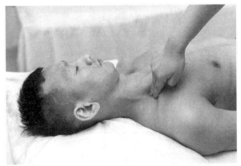

图 2-30　按揉缺盆

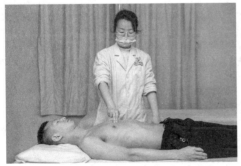

图 2-31　按揉膻中穴

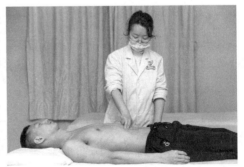

图 2-32　摩中脘穴

（2）背部操作

取穴与部位：膈俞、胃俞，背部两侧，胁肋部。

推拿手法：按揉、一指禅推、搓等手法。

操作方法：患者取俯卧位。医生坐于右侧，自上而下以一指禅推背部膀胱经，往返 3~4 遍，重点在膈俞、胃俞，时间约 6 分钟；按揉膈俞、胃俞，以酸胀为度；搓背部及两胁，使之有温热感。

3. 辨证加减

（1）胃中寒冷

①摩腹时加按揉气海，时间为 2 分钟。

②摩擦左侧背部，以透热为度。

（2）胃中燥热

①横擦八髎穴，以透热为度。

②按揉足三里、大肠俞，以有酸胀感为度。

（3）气郁痰阻

①按揉中府、云门、膻中、章门、期门、肺俞、肝俞、膈俞、胃俞，均以有酸胀感为度，不宜刺激太重。

②横擦胸上部，以透热为度；斜擦两胁，以微有热感为度。

③按揉内关、足三里、丰隆，以有酸胀感为度，每穴 1 分钟。

（4）正气亏虚

①横擦左侧背部脾胃体表投影区，直擦督脉，均以透热为度。

②按揉足三里、内关，每穴 1 分钟。

四、其他疗法

1. 中药汤剂

（1）胃中寒冷证

治法：温中散寒，降逆止呃。

推荐方药：丁香散加减。丁香、柿蒂、高良姜、干姜、荜茇、香附、陈皮等。

中成药：温胃舒、理中丸等。

（2）胃火上逆证

治法：清胃泄热，降逆止呃。

推荐方药：竹叶石膏汤加减。竹叶、生石膏、沙参、麦冬、半夏、粳米、甘草、竹茹、柿蒂等。

中成药：牛黄上清丸等。

（3）气机郁滞证

治法：顺气解郁，降逆止呃。

推荐方药：五磨饮子加减。木香、乌药、枳实、沉香、槟榔、丁香、代赭石等。

中成药：四磨汤口服液、木香顺气丸、沉香舒气丸等。

（4）脾胃阳虚证

治法：温补脾胃，和中止呃。

推荐方药：理中丸加减。人参、白术、甘草、干姜、吴茱萸、丁香、柿蒂等。

中成药：桂附理中丸等。

（5）胃阴不足证

治法：养胃生津，和中止呃。

推荐方药：益胃汤合橘皮竹茹汤加减。沙参、麦冬、玉竹、生地黄、橘皮、竹茹、枇杷叶、柿蒂等。

中成药：养胃舒等。

2. 针刺治疗

（1）体针疗法

主穴：天突、中脘、膻中、膈俞、内关、足三里。

配穴：寒邪犯胃、胃火上逆、胃阴不足者，加胃俞；脾胃阳虚者，加脾俞、胃俞；气机郁滞者，加期门、太冲。

操作：诸穴常规针刺。膈俞、期门、脾俞、胃俞等穴不可深刺。寒邪犯胃、脾胃阳虚者，针灸并用，虚补实泻，诸穴可用艾灸盒灸或艾条灸或隔姜灸；胃火上逆、气机郁滞者，只针不灸，用泻法，或加用沿太阳膀胱经循经闪罐；胃阴不足者，只针不灸，平补平泻。

（2）指针疗法

选穴：睛明、攒竹、鱼腰、翳风、肩井、缺盆、气舍、天突、膈俞、合谷。

操作：任取一穴，或多穴，用拇指或中指缓缓用力按压，以患者能耐受为度，连续按压1~5分钟，同时嘱患者深吸气后屏住呼吸。

（3）夹脊穴电针

取穴：双侧第4颈椎夹脊穴。

操作：局部常规消毒后，快速刺入，直达颈椎横突处，针尖稍指向胸腹部，强刺激提插捻转，使针感向胸腹部传导，然后接脉冲电疗仪，采用正、负极左右连接，并将正、负极交叉通电，选用疏波，电流量以局部肌肉出现轻度节律性收缩，且患者能耐受为度，留针30分钟。每日1次，严重者每日2次。

3. 灸法

取穴：乳根穴。

方法：将艾条点燃，距离皮肤约3cm，以患者有温热感而无灼痛感为度。悬灸时，患者取坐位为宜，卧位者应注意勿使灰屑落于皮肤上而致烫伤。左右两穴交替施灸。

4. 穴位注射

取穴：双侧膈俞。

药物：丹参注射液、川芎嗪注射液等。

操作：取双侧膈俞穴。患者取坐位或卧位，常规消毒皮肤，用2ml注射器抽取上述任一药物2ml，斜刺皮下0.5~0.8寸，行轻提插手法，待患者有酸胀麻感，且回抽无血后，将药液缓慢推入，每穴注射1ml药液，出针后按压针孔片刻，1日1次。一般治疗1~3次若未治愈，休息2天，再继续治疗1~3次。

5. 中药热奄包治疗

处方：白芷、益母草、红花、细辛、肉桂、川椒、藿香、陈皮等。

适用证候：胃中寒冷证、气机郁滞证、脾胃阳虚证。

方法：患者取仰卧位，暴露上腹部皮肤，用食用醋湿润中药热奄包，放在患者上腹部，用红外线灯照射中药热奄包，每次照射30分钟，每5分钟翻1次，以保证加热面接触患者上腹部，热奄包温度以患者能耐受为宜，至皮肤潮红，患者上腹部有强烈温热感为佳。每日1次。

五、预防调护

（1）生活起居：注意寒温适宜，避免外邪侵袭。

（2）饮食调理：宜清淡，忌生冷、辛辣、肥腻之品，避免饥饱失常。发作时忌浓茶、咖啡、冰冷饮料。

（3）情志调节：保持情志舒畅，避免暴怒、过喜等不良情志刺激。

按语： 呃逆一证，病因较为复杂，疗效差异很大，轻者不治自愈，若呃呃连声，不能自制者，可先以简易止呃法试治，无效者，可用推拿疗法辨证施治，疗效的关键在于泻邪补虚手法的准确运用。若见危重疾病出现频频呃逆，推拿效果不佳，预后亦较差，必须配合西医学急救措施。

第十三节 胃 痛

胃脘痛多是由脾胃受损，气血不调所引起的胃脘部疼痛，相当于西医学的急慢性胃炎、消化性溃疡等疾病。主要以胃脘部疼痛为主，兼见痞满、胀闷、嗳气、吐酸、胁胀、腹胀等，常反复发作，久治难愈。

一、中医常见辨证分型

1. 肝胃气滞证

主症：胃脘胀满，攻撑作痛，脘痛连胁，胸闷嗳气，喜长叹息，大便不畅，得嗳气、矢气则舒，遇烦恼郁怒则痛作或痛甚，苔薄白，脉弦。

病因病机：情志不畅，忧思恼怒，伤肝损脾，肝失疏泄，脾失健运，胃气阻滞，失于和降而发病。

病位：肝、胃。

病性：多为虚证，亦可虚实夹杂。

2. 脾胃气虚证

主症：胃脘隐痛，腹胀纳少，食后尤甚，大便溏薄，肢体倦怠，少气懒言，面色萎黄，消瘦，舌淡苔白，脉缓弱。

病因病机：饮食劳倦，损伤脾胃，或素体脾胃虚弱，中焦脾胃气机不利，中气不升，无力运化发为本病。

病位：脾、胃。

病性：属于虚证。

3. 胃阴亏虚证

主症：胃脘隐隐灼痛，似饥而不欲食，口燥咽干，五心烦热，消瘦乏力，口渴思饮，大便干结，舌红少津，脉细数。

病因病机：老者素来阴虚，或因长期过食辛辣之品，耗损胃阴，致胃失濡养，不荣则痛而发为本病。

病位：胃。

病性：属虚证。

4. 脾胃虚寒证

主症：胃痛隐隐，绵绵不休，喜温喜按，空腹痛甚，得食则缓，劳累或受凉后发作或加重，泛吐清水，神疲纳呆，四肢倦怠，手足不温，大便溏薄，舌淡苔白，脉虚弱。

病因病机：素来阳虚，或过食寒凉、生冷之品，耗损脾胃之阳，胃络失于濡养，不荣则痛而发为本病。

病位：脾、胃。

病性：属虚证。

5. 肝胃郁热证

主症：胃脘灼痛，痛势急迫，心烦易怒，泛酸嘈杂，口干口苦，舌红苔黄，脉弦数。

病因病机：饮食积滞，或情志不畅，气郁日久则化热，热灼胃络发为此病。

病位：肝、胃。

病性：虚实夹杂。

二、诊断标准

参照 2016 年中国中医药出版社出版的全国中医药行业高等教育"十三五"规划教材《推拿学》。

（1）根据胃脘部疼痛的症状和病史。

（2）体格检查可见胃脘部有明显压痛点，无肌紧张及肿块。

（3）胃镜、组织病理活检和上消化道 X 线钡餐检查等有助于诊断。

三、推拿治疗

1. 治疗原则：理气和胃止痛。寒邪客胃者，治以温中散寒；饮食伤胃者，治以消食导滞；肝气犯胃者，治以疏肝理气；脾胃虚弱者，治以温中健脾。

2. 取穴与部位：胃脘部、腹部、背部、肩部、四肢部、背部膀胱经；中脘、天枢、气海、肝俞、胆俞、脾俞、胃俞、三焦俞、手三里、内关、肩井、合谷、足三里、大肠俞、八髎、膈俞、太冲、阳陵泉、关元、肾俞、命门。

3. 推拿手法：一指禅推法、摩法、按揉法、擦法、拿法、捏脊法。

4. 操作方法

（1）胃脘部操作：用一指禅推法推中脘、天枢、气海，每穴约 3 分钟（图 2-33）；用掌摩法摩脘腹部，约 5分钟（图 2-34）；用指按揉法按揉中

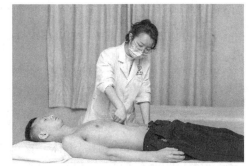

图 2-33　一指禅推中脘

脘、气海、天枢，每穴约 3 分钟。

（2）背部操作：用一指禅推法推肝俞、胆俞、脾俞、胃俞、三焦俞，每穴约 2 分钟；用拇指按揉法用力按揉肝俞、胆俞、脾俞、胃俞、三焦俞，每穴约 3 分钟，以酸胀为度。

（3）四肢部操作：用拇指按揉法按揉手三里、内关、合谷、足三里（图 2-35），每穴约 2 分钟，以酸胀为度；用拿法拿肩井，约 2 分钟。

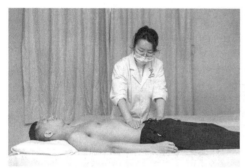

图 2-34　摩脘腹部

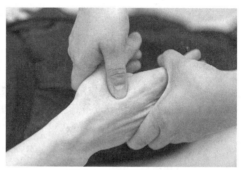

图 2-35　按揉合谷穴

四、其他疗法

1. 中药汤剂

（1）肝胃气滞证

治法：疏肝理气，和胃止痛。

推荐方药：柴胡疏肝散加减。柴胡、白芍、枳壳、川芎、香附、陈皮、郁金、佛手、厚朴、莱菔子、甘草。

（2）脾胃气虚证

治法：健脾益气，和胃止痛。

推荐方药：参苓白术散合楂曲平胃散加减。党参、白术、茯苓、白扁豆、山药、陈皮、桔梗、砂仁、莲子、神曲、薏苡仁、焦山楂、厚朴、白及、芡实、炙甘草。

（3）胃阴亏虚证

治法：滋阴益胃，和胃止痛。

推荐方药：益胃汤加减。生地黄、北沙参、枸杞子、麦冬、川楝子、白芍、玉竹、黄芩、茯苓、甘草。

（4）脾胃虚寒证

治法：温中散寒，缓急止痛。

推荐方药：黄芪桂枝五物汤加减。黄芪、桂枝、白芍、炮姜、大枣、附子、砂仁、党参、黄柏、甘草。

（5）肝胃郁热证

治法：清热化湿，和胃止痛。

推荐方药：半夏厚朴汤加减。滑石、杏仁、薏苡仁、白蔻仁、厚朴、法半夏、泽泻、栀子、广藿香、佩兰。

2. 普通针刺

（1）肝胃气滞证选穴：足三里、上巨虚、下巨虚、太冲、合谷、中脘。

（2）脾胃气虚证选穴：足三里、上巨虚、下巨虚、太冲、上脘、中脘。

（3）胃阴亏虚证选穴：足三里、上巨虚、下巨虚、太冲、三阴交、阴陵泉。

（4）脾胃虚寒证选穴：足三里、上巨虚、下巨虚、太冲、关元、气海。

（5）肝胃郁热证选穴：足三里、上巨虚、下巨虚、太冲、太冲、曲池。

针刺得气后留针 20~30 分钟，每日 1 次。

3. 灸法：将艾条一端点燃，左手食指、中指置于施灸穴位两侧，右手拿起艾条后靠近腹部的中脘穴（腹部正中线，脐上 4 寸处），距离皮肤约 3cm，用悬起法灸 10~20 分钟，以局部皮肤温热红晕，而不感到灼烧疼痛为度。施灸过程中还可以将艾条在穴位附近做小幅度回旋动作，以缓解局部皮肤温度过高引起的不适。

4. 中药热奄包治疗：将适量莱菔子和生姜打碎，放锅内炒热，用布包裹，温熨胃脘部，冷则更换。此方适宜于食积型胃痛，如属寒凝型，用葱白、生姜捣烂炒熨。每日 1~2 次，每次 15~20 分钟。

5. 兜肚法：荜茇、干姜各 15g，甘松、山奈、细辛、肉桂、吴茱萸、白芷各 10g，大茴香、砂仁、蔻仁各 6g，艾叶 30g（捣绒）。上药共研粗末，用柔软的棉布做成兜肚形状，内层铺少许棉花及艾绒，将药末均匀撒上，上面再铺一层棉花，然后用线密密缝好，防止药末堆积或漏出。日夜兜于胃脘部，45 天 ~2 个月为 1 个疗程。此法适宜于中虚寒凝型胃脘痛。

五、预防调护

（1）保持心情舒畅，不要过度疲劳和紧张，生活要有规律。

（2）少食多餐，以清淡易消化食物为宜，尽量避免进食浓茶、咖啡、醇酒及辛辣刺激性食物。

（3）胃痛持续不已者，应在一定时间内进流质或半流质食物。

（4）避免寒凉，坚持锻炼身体。

按语： 胃、十二指肠溃疡出血期的患者，一般不宜用推拿疗法治疗。

第十四节 便 秘

便秘是指大便秘结，粪质坚硬，排便时间延长，粪便排出困难，或欲大便而艰涩不畅的一种常见病。便秘可由肠道器质性疾病引起，但多数与排便反射的神经调节功能紊乱有关。排便动力缺乏，生活节律改变，食物纤维素太少，肠蠕动减弱，病后、产后及老年人气血虚弱，津液不足，滥用泻药或灌肠等，也是引起便秘的常见原因。

一、中医常见辨证分型

1. 肠道实热证： 大便干结，腹部胀满，按之作痛，口干或口臭，舌苔黄燥，脉滑实。

2. 肠道气滞证： 大便不畅，欲解不得，甚则少腹作胀，嗳气频作，舌苔白，脉细弦。

3. 脾虚气弱证： 大便不畅，临厕时无力努挣，挣则汗出气短，面色㿠白，神疲气怯，舌淡，舌苔薄白，脉弱。

4. 肾阳亏虚证： 大便秘结，面色萎黄无华，时作眩晕，心悸，甚则少腹冷痛，小便清长，畏寒肢冷，舌淡，舌苔白润，脉沉迟。

5. 阴虚肠燥证： 大便干结，状如羊屎，口干少津，神疲纳呆，舌质红，舌苔薄，脉细数。

二、诊断标准

参照 2019 年中华医学会制定的《慢性便秘基层诊疗指南》。

便秘的诊断主要取决于症状，凡有排便困难费力，排便次数减少（每周 < 3 次），粪便干结、量少，可诊断为便秘，时间 ≥ 6 个月为慢性便秘。慢性功能性便秘的诊断目前主要采用罗马Ⅳ诊断标准如下。

（1）必须包括以下 2 项或 2 项以上。

①至少 25% 的排便感到费力。

②至少 25% 的排便为干球粪或硬粪。

③至少 25% 的排便有不尽感。

④至少 25% 的排便有肛门直肠梗阻感和（或）堵塞感。

⑤至少 25% 的排便需手法辅助，每周自发排便 < 3 次。

（2）不用泻药时很少出现稀便。

（3）不符合肠易激综合征的诊断标准。

注：诊断前症状出现至少 6 个月，且近 3 个月症状符合以上诊断标准；按罗马 Ⅳ 标准，干球粪或硬粪可以参照 Bristol 粪便性状的 1 型或 2 型；每周自发排粪次数指标应在未使用缓泻剂的情况下计算。

三、推拿治疗

1. 治疗原则：增强肠动力，促进正常排便。

2. 取穴与部位：以膀胱经、胃经为主。大横、气海、关元、上腹、脾俞、胃俞、大肠俞、八髎、支沟、足三里等。

3. 推拿手法：摩法、指揉法、按揉法、擦法等。

4. 操作方法：患者取仰卧位，医生站于其左侧，先在上腹部施以轻快的指摩法（图 2-36），1~2 分钟后，逐渐向下腹过渡。在下腹部气海、关元处用指揉或鱼际按揉 2~3 分钟（图 2-37），继而按结肠部位从右下腹起沿升结肠、横结肠、降结肠的走向施以鱼际按揉法 3~5 分钟。再以左侧大横穴为重点施指揉法 1~2 分钟（图 2-38）；再按降结肠（左侧）的解剖位置施自上而下的鱼际按揉法 2~3 分钟。最后以手掌摩腹部结束腹部治疗。患者继取仰卧位，医生以双手指揉双侧支沟穴各 1 分钟，再按揉左、右足三里穴各 1 分钟。患者取俯卧位，医生以双指揉法施于背俞穴，以脾俞、胃俞、大肠俞、八髎等穴为

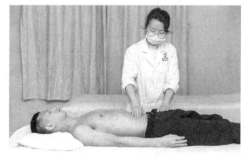

图 2-36 指摩腹部

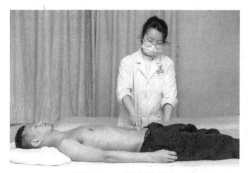

图 2-37 指揉气海穴

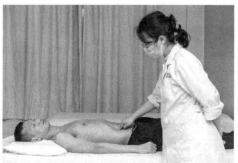

图 2-38 指揉大横穴

重点穴，每穴指揉 1~2 分钟。接上势，以小鱼际擦法为主，施以由上而下的擦法，擦法所施部位为督脉经腰骶段及两侧八髎穴。

四、其他疗法

1. 中药汤剂

（1）肠胃实热证

治法：清热通腑，行气润肠。

推荐方药：麻子仁丸加减。麻子仁、枳实、厚朴、大黄、杏仁、芍药等。

中成药：麻仁丸、黄连上清丸等。

（2）肠道气滞证

治法：顺气行滞，通腑导下。

推荐方药：六磨汤加减。木香、乌药、槟榔、枳实、大黄等。

中成药：四磨汤等。

（3）脾虚气弱证

治法：补脾益气，润肠通便。

推荐方药：黄芪汤加减。炙黄芪、生白术、陈皮、枳实、升麻、柴胡、葛根、当归尾等。

中成药：补中益气丸、芪蓉润肠口服液等。

（4）阴虚肠燥证

治法：滋阴养血润燥。

推荐方药：五仁润肠丸加减。柏子仁、陈皮、大黄、当归、地黄、火麻仁、肉苁蓉、松子仁、桃仁、郁李仁等。

中成药：五仁润肠丸、六味地黄丸等。

（5）肾阳亏虚证

治法：温阳通便。

推荐方药：济川煎加减。当归、牛膝、肉苁蓉、泽泻、升麻、枳壳、附子、干姜、肉桂（后下）、薤白、葛根等。

中成药：苁蓉通便口服液、便秘通等。

2. 普通针刺：理肠通便，以大肠俞、募穴、下合穴及胃下合穴为主。

主穴：天枢、大肠俞、上巨虚、支沟、足三里。

配穴：热秘加合谷、曲池；气秘加太冲、中脘；冷秘加神阙、关元；虚秘加脾俞、气海，兼阴伤津亏者加照海、三阴交。慢传导性便秘加大横、腹结、归来；出口梗阻型便秘加八髎、长强、承山。

3. 耳针：取大肠、直肠、三焦、腹、皮质下、交感。毫针刺入，或压丸法。

4. 穴位埋线：天枢透大横、气海透关元、大肠俞透肾俞、足三里、上巨虚。用一次性无菌埋线针将羊肠线埋至穴内，每 2 周 1 次。

5. 穴位注射：天枢、大肠俞、上巨虚、足三里。用生理盐水或维生素 B_1、维生素 B_{12} 注射液，每穴注射 0.5~2ml。

6. 中药外敷

（1）大黄 5~10g，研为细末，醋调为稀糊状，置伤湿止痛膏中心，贴双足心涌泉穴，10~15 小时后取下，一般用药一次即效，可清热消积，导滞通便。

（2）芒硝 5g，研为细末，置伤湿止痛膏中央，外敷双足心涌泉穴处，每日 1 换，连续 3~5 天，可清热导滞。

（3）生大黄、焦山楂各等量。将二药择净，研为细末，装瓶备用。使用时每次取药末 10g，用米醋或清水适量调为稀糊状，外敷于双足心涌泉穴及肚脐处，敷料包扎，胶布固定，每日 1 换，连续 3~5 天，可清热导滞，消积化食。

五、预防调护

（1）避免进食过少或食品过于精细、缺乏残渣、对结肠运动的刺激减少。饮食中必须有适量的纤维素；每天要吃一定量的蔬菜与水果，早晚空腹吃一个苹果或每餐前吃香蕉 1~3 个；主食不要过于精细，要适当吃些粗粮。

（2）进行适当的体力活动，加强体育锻炼，比如仰卧、屈腿、深蹲、起立、骑自行车等，都能加强腹部的运动，促进胃肠蠕动，有助于促进排便。

（3）避免滥用泻药：滥用泻药会使肠道的敏感性减弱，形成对某些泻药的依赖性，造成便秘。

（4）合理安排生活和工作，做到劳逸结合。进行适当的文体活动，特别是腹肌的锻炼有利于胃肠功能的改善，对于久坐少动和精神高度集中的脑力劳动者更为重要。每晚睡前按摩腹部，保持心情舒畅，生活要有规律。

按语：针灸治疗本病尤其对功能性便秘有较好疗效，如经治疗多次而无效者须查明原因。平时应坚持体育锻炼，多食蔬菜水果，养成定时排便习惯。

第十五节　慢性腹泻

腹泻是指排便次数增多，粪便稀薄，甚至泻出如水样的一种症状。大便溏薄而势缓者为泄，大便清稀如水而直下者为泻。《黄帝内经》称为"泄"，有"濡泄""洞泄""飧泄""注泄"等名称。汉唐时代称为"下利"，宋代以后统称"泄泻"。腹泻具有季节性的特点，以夏、秋两季多见。慢性腹泻是指病程超过4周或长期反复发作的腹泻。西医学肠易激综合征可参考本节治疗。

一、中医常见辨证分型

依据症状及四诊合参分为脾胃虚弱证、肾阳虚衰证、肝气乘脾证。

1. 脾胃虚弱证：大便时溏时泻，完谷不化，反复发作，稍食油腻则大便次数增多，食欲不振，舌淡苔白，脉缓弱。

2. 肾阳虚衰证：脐周作痛，肠鸣即泻，泻后痛减，以黎明前泻为特点，并有腹部畏寒，腰酸肢冷，舌淡苔白，脉沉细。

3. 肝气乘脾证：每因精神因素、情绪波动而诱发，平时可有腹痛肠鸣，胸胁痞闷，嗳气食少，苔薄，脉弦细。

二、诊断标准

参照 2019 年中华医学会制定的《慢性腹泻基层诊疗指南》。慢性腹泻多见于肠易激综合征。根据罗马Ⅳ诊断标准，肠易激综合征被定义为诊断前症状出现 6 个月以上，近 3 个月以来，反复腹痛，每周至少有 1 天出现腹痛，并伴有以下 2 项或 2 项以上异常改变者：与排便相关；与排便频率改变相关；与大便性状改变相关。肠易激综合征可伴有排便紧迫感或排便不尽感、黏液便、腹胀等。腹泻型肠易激综合征常排便急，粪便呈糊状或稀水样，3~5 次 / 天，严重者可达 10 余次，可有黏液但无脓血。

《中国肠易激综合征专家共识意见（2015 年，上海）》指出，有报警征象的患者必须进一步检查，排除器质性疾病。肠易激综合征的报警征象包括：年龄 > 40 岁的新发病患者、便血、粪便隐血试验阳性、贫血、腹部包块、腹水、发热、体重减轻和结直肠癌家族史。

功能性腹泻的诊断标准为 ≥ 75% 大便为松散或糊状便或水样便；不伴有腹痛或腹部不适；诊断之前至少 6 个月存在症状，且后 3 个月符合诊断标准。功能性腹泻与腹泻型肠易激综合征的主要区别是前者不存在伴有腹痛或腹部不适，因此在询问病史时要注意详细问诊。

三、推拿治疗

1. 治疗原则：健脾利湿，调肠止泄。

2. 取穴与部位：天枢、中脘、气海、关元、足三里、脾俞、胃俞、大肠俞、八髎及腹部。

3. 推拿手法：一指禅推法、摩法、按法、揉法、振法、擦法、拿法等手法。

4. 操作方法

（1）患者取仰卧位。医生用沉着缓慢的一指禅推法、摩法，由中脘慢慢向下移动至气海、关元穴，往复数次，再按揉中脘、天枢、气海及足三里（肾阳虚衰者可加太溪、涌泉穴；肝气乘脾者可加太冲、行间穴），用振法振腹部（图2-39），时间约5分钟。

（2）患者取俯卧位，医生用一指禅推脾俞、胃俞、大肠俞、次髎约5分钟（图2-40），然后按揉上述诸穴（脾胃虚弱者可加上巨虚、三阴交、太溪、建里穴；肾阳虚衰者可加命门、肾俞穴；肝气乘脾者可加期门、肝俞穴），以酸胀为度，横擦大肠俞、八髎，以透热为度，时间约5分钟。

（3）患者取俯卧位，拿肩井及曲池、合谷等穴，点按百会穴（图2-41）。

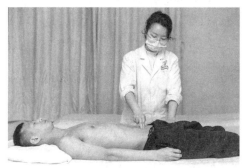

图2-39　振腹部

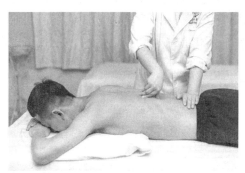

图2-40　一指禅推脾俞

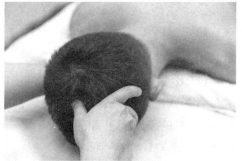

图2-41　点按百会穴

上述推拿方法每次治疗10~20分钟，以患者耐受为度，每日1次。

四、其他疗法

1. 普通针刺：取大肠俞、天枢、上巨虚、三阴交、关元、中脘等穴，针法以捻转泻法为主，中等强度刺激，留针5分钟。

2. 电针：具体取穴如下。

第1组：天枢（左）、上巨虚（左）、大肠俞（左）、三阴交（左）。

第2组：天枢（右）、上巨虚（右）、大肠俞（右）、三阴交（右）。

第3组：阴陵泉（左）、脾俞（左）、足三里（左）、下巨虚（左）。

第4组：阴陵泉（右）、脾俞（右）、足三里（右）、下巨虚（右）。

普通针刺后连接电针，每4个穴位为1组，4组/次，每次留针20~30分钟，每日1次。

3. 温针灸：具体取穴如下。

第1组：肾俞（左）、肾俞（右）。

第2组：上巨虚（左）、上巨虚（右）。

第3组：大肠俞（左）、大肠俞（右）。

第4组：三阴交（左）、三阴交（右）。

针刺后，选取上述穴位，2个穴位为1组，将艾炷置于针柄上，点燃艾炷施灸，每次选取1组穴位，以上4组穴位交替使用，每日上午、下午各1次。

4. 拔罐：具体取穴如下。

第1组：肾俞（左）、肾俞（右）、天枢。

第2组：大肠俞（左）、大肠俞（右）、中脘。

第3组：三阴交（左）、三阴交（右）、关元。

选取以上穴位，3个穴位为1组，施以拔罐，每次选取1组穴位，以上3组穴位交替使用，留罐时间为5~8分钟，以皮肤潮红为度，每日1次。

5. 穴位注射：具体取穴如下。

第1组：三阴交（左）、三阴交（右）。

第2组：上巨虚（左）、上巨虚（右）。

第3组：大肠俞（左）、大肠俞（右）。

第4组：天枢（左）、天枢（右）。

选取以上穴位，2个穴位为1组，施以穴位注射，每次选取1组穴位，以上4组穴位交替使用，每日1次；穴位注射用药为复方当归注射液2ml + 地塞米松磷酸钠注射液0.5ml。

6. 穴位贴敷：具体取穴如下。

神阙、天枢（右）、天枢（左）、大肠俞（左）、大肠俞（右）、气海（右）。

选取上述6个穴位予代温灸膏贴敷，每日1次。

7. 中药热奄包治疗：具体部位如下。

左上腹部、左下腹部、右上腹部、右下腹部。

将加热好的中药药包置于患病部位或特定穴位上，利用温热之力使药性通过体表透入经络、血脉。每次 6 个部位，每日 1 次。

8.中药汤剂

（1）脾胃虚弱证

治法：健脾益气，胜湿止泻。

推荐方药：参苓白术散。人参、白术、茯苓、甘草、山药、莲子肉、扁豆、砂仁、薏苡仁、桔梗、大枣。

（2）肾阳虚衰证

治法：温肾健脾，固涩止泻。

推荐方药：附子理中丸合四神丸。炮附子、人参、白术、炮姜、炙甘草、补骨脂、肉豆蔻、吴茱萸、五味子、生姜、大枣。

（3）肝气乘脾证

治法：抑肝扶脾。

推荐方药：痛泻要方加减。白术、白芍、防风、陈皮。

9.耳针：取大肠、小肠、腹、胃、脾、神门。每次选用3~5穴，予毫针刺法或王不留行籽贴压。

五、预防调护

（1）嘱患者起居有常，调畅情志，预防风寒。

（2）嘱患者饮食有节，清淡饮食，生冷。

（3）加强锻炼，增强体质，提高抵抗力。

按语：病程短、病情轻的患者3~5次即可显效，1个疗程可基本治愈；病程较长的见效稍慢，要取得明显效果则需2~3个疗程。病情严重者，应综合调治。

第十六节　肥胖症（单纯性肥胖）

肥胖病是指机体内热量的摄入大于消耗，造成体内脂肪堆积过多，导致体重超常，实测体重超过标准体重20%以上，并且体脂率超过30%。肥胖病系指单纯性肥胖，即除外内分泌－代谢病为病因者。肥胖可见于任何年龄，40~50岁多见，女性多于男性。女性脂肪分布以腹、臀部及四肢为主，男性以颈及躯干为主。

一、中医常见辨证分型

中医把本病分为脾肾两虚证、脾虚肝郁证、湿热内停证、脾虚湿盛证四型。

1.脾肾两虚证：神疲乏力，腰酸腿软，纳少，面浮肢肿，大便稀软，甚则形寒肢冷，小便频数，女子带下清稀，男子阳痿遗精，舌胖质淡，边有齿痕，苔白或滑，脉沉迟弱。

2.脾虚肝郁证：精神抑郁，胸闷腹胀，两胁胀痛，纳呆便溏，女子带下，月经不调，舌苔白或白腻，脉弦滑。

3.湿热内停证：头身困重，肢体浮肿，胸闷腹胀，纳呆脘痞，渴不欲饮，溲赤不利，女子带下黄稠，秽浊有味，舌苔黄腻，脉滑数。

4.脾虚湿盛证：形体肥胖，肢体困重，少气懒言，倦怠乏力，嗜卧，纳呆呕恶，大便溏薄，甚则肢冷畏寒，痰饮内停，水湿泛溢，舌体胖大，苔白腻，质淡边有齿痕，脉虚或弱。

二、诊断标准

参照 2021 年中华医学会制定的《肥胖症基层诊疗指南》。

临床上采用体重指数（BMI）作为判断肥胖的常用简易指标（表 2-1）。而中心型肥胖常用腰围衡量（表 2-2）腰围测量方法：被测量者取立位，测量腋中线肋弓下缘和髂峰连线中点的水平位置处体围的周径。

表 2-1　BMI 值诊断肥胖的标准

分　类	BMI 值（kg/m^2）
肥　胖	≥ 28.0
超　重	24.0~28.0
体重正常	18.5~24.0
体重过低	< 18.5

表 2-2　腰围诊断中心型肥胖的标准

分　类	男性腰围	女性腰围
中心型肥胖前期	85~90	80~85
中心型肥胖	≥ 90	≥ 85

三、推拿治疗

1. 治疗原则：肥胖病涉及脾、胃、肝、肾等脏腑以及痰、湿、热等邪气，总以祛湿化痰、健脾疏肝为法则。

2. 操作方法

（1）全身减肥

①摩脘腹：单掌或叠掌置脐上，顺、逆时针，从小到大、从大到小，稍用力摩腹5~8分钟（图2-42）。

②提拿中脘、气海：患者取仰卧位，两下肢微屈，腹部放松，以一手掌指提拿中脘穴处肌肉组织，另一手提拿气海穴处肌肉组织，提拿时宜面积大，力量深沉。拿起时可加捻压动作，放下时动作应缓慢，反复操作10~20次（图2-43）。

③抄腹肌：患者取仰卧位，双下肢微屈，腹部放松，医生双掌从胁下抄拿腹部肌肉，一拿一放，拿起应加力捻压，并渐次向上向下操作，反复10~20次。

④擦腹：双掌自胁下向腹部用力推擦，并逐渐向下擦至小腹部，以热为度（图2-44）。

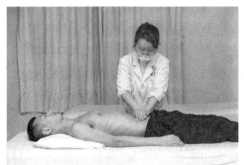

图 2-42　摩脘腹

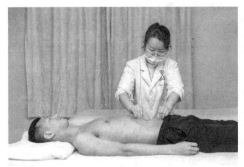

图 2-43　提拿中脘、气海

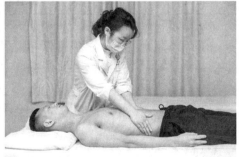

图 2-44　擦腹

⑤推上肢：用一手掌大鱼际或全掌沿手三阴经从上向下推至腕，然后转掌沿手三阳经从下向上推至肩，并顺势擦动肩关节，反复10~20次，另一侧同法。

⑥拿下肢：以一手4指与拇指相对用力沿足三阳经从上向下拿捏至踝，然

后换手沿下肢内侧捏拿足三阴经，从下向上至腹股沟，反复 10~20 次。另一侧同法。

⑦擦腰骶：用双手掌的掌根部着力于腰骶部，用力擦动，擦至局部热烫为止。

（2）腹部减肥

①患者仰卧，双下肢自然伸直，以双手掌着力于腹部，推揉 5~8 分钟，力度应由小而大，逐渐加重，顺、逆时针方向同等操作。

②患者仰卧，双下肢微屈，使腹部肌肉放松，用双手 4 指与拇指相对用力提捏腹部肌肉 10~20 次，提的力度要稍重，提拿的幅度由小而大，且每次提起后，手指做捻压动作，停顿 10~20 秒后缓慢放下。

③点按中脘、气海、天枢、足三里、合谷等穴，各半分钟。

④每日起床或入睡前，在床上做仰卧起坐 3~5 组，每组 8~12 次。

⑤掌摩脘腹部 5~10 分钟。

（3）腰臀部减肥

①用双手拇指沿脊柱两侧的膀胱经穴从腰部至臀部逐一按揉 3~5 次。

②拿腰肌：用两手的拇指与 4 指相对用力从胁肋部开始捏拿腰肌，力量稍重，拿起时稍加捻压，反复 10~20 次。

③捏臀肌：患者取俯卧位，双下肢微屈，使臀部肌肉放松，用拇指与 4 指相对用力捏揉并提拿臀部肌肉，力量要重，提拿时加以捻压，且尽可能拿紧，反复 10~20 次。

④患者平卧，快速以腹式呼吸，使腹部胀满，一边呼气，一边慢慢地提升双足至 40°~60°，随着吸气，徐徐放下双足，如此反复操作 20~30 次。

⑤擦腰臀：以双掌根着力于腰部，用力擦动并逐渐向臀部移动，推擦腰臀，以局部发热为度。

四、其他疗法

普通针刺：取胃俞、脾俞、大肠俞、三焦俞、带脉、中脘、天枢、关元、水道、腹结、足三里、上巨虚、合谷、内庭、丰隆、三阴交、复溜等穴，针刺宜施泻法或平补平泻，可加灸法，留针 30 分钟。

五、预防调护

（1）适当减低膳食热量，摄入热量低于消耗热量，用低热值食品代替高热值食品，用家禽肉、瘦肉代替肥肉，用鸡蛋、牛奶、豆制品代替糖多、油大的点心。禁食巧克力、奶油冰激凌、糖果，在减少糖多、油大、热值高的食品的同时增加蔬菜、豆类、豆制品等摄入，多食茎类蔬菜如芹菜、油菜、小白菜，瓜类蔬菜如冬瓜、西葫芦等。优先考虑消减主食，补充各种维生素。

（2）不边看电视边吃东西。

（3）不饮酒。

（4）进行有氧锻炼，如步行、慢跑、有氧操、舞蹈、骑自行车、游泳、跳绳、爬楼梯等。

按语： 应当建立健康的生活方式，摄入合理营养，积极锻炼，保证充足的睡眠，善于调节心理压力，保持情绪稳定，推拿治疗本病能促进新陈代谢，增强热量消耗，并且可以防止脂肪堆积。

第三篇

妇科疾病

第一节　月经不调

月经不调是指女性月经周期不规则，或者经期、经血量异常，并在月经前或行经期出现腹痛以及全身症状。

一、中医常见辨证分型

（一）月经先期

1.实热证： 经量多，色红或紫，质黏稠或夹瘀块，胸胁、乳房、小腹胀痛，烦躁易怒，口苦咽干，舌质红，苔薄黄，脉浮数或弦数。

2.虚热证： 经量少或多，色红，质稠，颧赤，手足心热，舌红苔黄，脉细数。

3.气虚证： 经量多，色淡，质清稀，神疲倦怠，心悸气短，小腹空坠，舌质淡，苔薄白，脉虚细无力。

（二）月经后期

1.血虚证： 经量少，色淡，质清稀，小腹空痛，面色萎黄，皮肤不润，头晕目眩，心悸，舌淡苔薄，脉虚细。

2.血寒证： 经量少，色淡，小腹冷痛，喜温喜按，面色苍白，舌质淡，苔薄白，脉沉迟。

3.气滞证： 经量少，色暗红，小腹胀痛，精神郁闷，胸胁满闷不舒，嗳气稍减，舌质暗，苔黄，脉弦或涩。

（三）月经先后不定期

1.肝郁证： 经量或多或少，经行不畅，胸胁、乳房、小腹胀痛，精神抑郁，胸闷不舒，时欲太息，郁郁不乐，嗳气食少，舌质淡，苔薄白，脉弦。

2.肾虚证： 经量少，色淡，质清稀，面色晦暗，头晕耳鸣，腰膝酸软，小腹空坠，夜尿多，大便不实，舌质淡，苔薄，脉沉弱。

二、诊断标准

参照 2020 年人民卫生出版社出版的"十二五"普通高等教育本科国家级规划教材《推拿治疗学》。

原发性月经不调为排除性诊断，需排除的病症包括与妊娠相关的出血，生殖系统发育畸形、肿瘤及感染，血液病及肝肾疾病，甲状腺疾病，外源性激素及异物引起的异常子宫出血。依据患者经期、量、色、质做出排除性诊断。

三、推拿治疗

（一）月经先期

1. 治疗原则：清热益气调经。

2. 取穴与部位：大敦、行间、章门、期门等。

3. 推拿手法：一指禅推法、摩法、点法、按法、揉法、搓法、擦法等。

4. 操作方法

（1）患者取仰卧位，医者坐于患者足端，用按揉法在大敦、行间穴施术（图3-1），每穴1分钟。

（2）患者取坐位，医者站于患者对面，先用按揉法在章门、期门穴操作（图3-2），每穴1分钟，然后搓揉胁肋部，以透热为度（图3-3）。

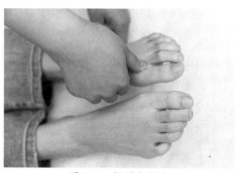

图3-1 按揉行间穴

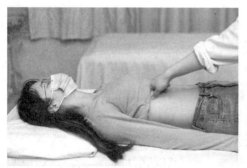

图3-2 按揉期门穴

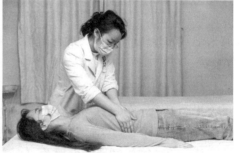

图3-3 搓揉胁肋部

（二）月经后期

1. 治疗原则：温经散寒，补血调经。

2. 取穴与部位：关元、气海、归来、中极、子宫、膀胱经、督脉。

3. 推拿手法：一指禅推法、摩法、按法、揉法、捏脊法、擦法等。

4.操作方法

（1）患者取仰卧位，医者坐于患者身侧，以一指禅推法或按揉法在关元、气海、归来、中极、子宫等穴操作，每穴1分钟。

（2）继上势，用掌摩法顺时针摩小腹，时间5~8分钟。

（3）患者取俯卧位，医者站于患者身侧，用捏脊法操作3~5遍。

（4）继上势，用直擦法沿背部两侧膀胱经及督脉操作，以透热为度。

（三）月经先后不定期

1.治疗原则：疏肝益肾，调理冲任。

2.取穴与部位：关元、气海、子宫、冲门、章门、期门。

3.推拿手法：一指禅推法、摩法、按法、揉法、搓法、擦法等。

4.操作方法

（1）患者取仰卧位，医者坐于患者身侧，用一指禅推法或按揉法在关元、气海、子宫、冲门穴操作，每穴1分钟。

（2）继上势，用掌摩法顺时针摩小腹，时间5~8分钟。

（3）患者取坐位，医者站于患者对面，先用按揉法在章门、期门穴操作，每穴1分钟，然后搓揉胁肋部，以透热为度。

四、其他疗法

1.普通针刺

月经先期：主穴取关元、三阴交、血海，配穴取行间、太冲、足三里、脾俞。毫针常规刺。实热、虚热只针不灸，气虚可加灸。中等强度刺激，留针5分钟。

月经后期：主穴取气海、归来、三阴交，配穴血寒配关元、命门。血虚配足三里、血海；肾虚配肾俞、太溪；气滞配太冲。毫针常规刺。血寒、血虚、肾虚可加灸。中等强度刺激，留针5分钟。

月经先后不定期：主穴取关元、三阴交，配穴肝郁配肝俞、太冲。肾虚配肾俞、太溪。毫针常规刺。肾虚可加灸。中等强度刺激，留针5分钟。

2.电针：具体取穴如下。

第1组：关元、气海。

第2组：三阴交（左）、三阴交（右）。

普通针刺后连接电针，每2个穴位为1组，强度以患者耐受为度，每次30分钟，每日1~2次，经前或痛作时进行治疗，连续治疗5~7天为1个疗程。

3. 温针灸：具体取穴如下。

第 1 组：关元、气海。

第 2 组：三阴交（左）、三阴交（右）。

第 3 组：足三里（左）、足三里（右）。

针刺后，选取上述穴位，2 个穴位为 1 组，将艾炷置于针柄上，点燃艾炷施灸，每次加灸关元、气海穴，在经前 2~3 天开始灸，2~3 次为 1 个疗程。

4. 拔罐：具体取穴如下。

第 1 组：关元、气海。

第 2 组：血海（左）、血海（右）。

第 3 组：期门（左）、期门（右）。

选取以上穴位，2 个穴位为 1 组，施以拔罐，留罐时间为 10~15 分钟，以皮肤潮红为度，每日 1 次。

5. 穴位注射

具体取穴：肾俞、三阴交、血海。

选取以上穴位，穴位注射药物为当归注射液或丹参注射液，药液缓慢注入，每穴 1~2ml，每日 1 次，10 天为 1 个疗程。

6. 穴位贴敷

具体取穴：气海、关元、中极、三阴交（左）、三阴交（右）。

选取上述 5 个穴位予代温灸膏贴敷，每日 1 次。

7. 中药汤剂

【月经先期】

（1）气虚证

治法：益气摄血，固冲调经。

推荐方药：补中益气汤。人参、黄芪、白术、炙甘草、当归、陈皮、柴胡、升麻。

（2）血热证

①阳盛实热

治法：清热凉血，养阴调经。

推荐方药：清经散。牡丹皮、黄柏、青蒿、地骨皮、熟地黄、白芍、茯苓。

②肝郁血热

治法：疏肝清热，凉血调经。

推荐方药：丹栀逍遥散。柴胡、牡丹皮、栀子、薄荷、当归、白芍、茯苓、炙甘草、白术、煨姜。

③阴虚血热

治法：滋阴清热，养血调经。

推荐方药：两地汤。生地黄、地骨皮、玄参、麦冬、阿胶、白芍。

【月经后期】

（1）血寒证

①实寒

治法：温经散寒，行血调经。

推荐方药：温经汤。桂心、当归、川芎、人参、莪术、牡丹皮、白芍、甘草、牛膝。

②虚寒

治法：散寒扶阳，养血调经。

推荐方药：艾附暖宫丸。吴茱萸、艾叶、黄芪、肉桂、香附、川芎、当归、白芍、生地黄、续断。

（2）血虚证

治法：益气养血，填精调经。

推荐方药：大补元煎。人参、炙甘草、山药、枸杞子、杜仲、山茱萸、熟地黄、当归。

（3）气滞证

治法：理气行滞，和血调经。

推荐方药：乌药汤。乌药、木香、香附、当归、甘草。

【月经先后不定期】

（1）肝郁

治法：解郁疏肝，理气调经。

推荐方药：逍遥散。柴胡、薄荷、白芍、当归、白术、炙甘草、茯苓、煨姜。

（2）肾虚

治法：益气补肾，固冲调经。

推荐方药：固阴煎。人参、山药、山茱萸、熟地黄、远志、炙甘草、五味子、菟丝子。

8.中成药： 小金胶囊、乌鸡白凤丸、桂枝茯苓丸、云南白药胶囊等。

五、预防调护

（1）调整饮食，勿过食生冷寒凉。

（2）经期前后适寒温，勿冒雨涉水。

（3）调畅情志，避免精神刺激，保持心情舒畅。

（4）计划生育，避免产乳众多，避免反复人流，伤精耗血。

按语： 推拿治疗原发性月经不调宜在经期前后进行，操作时动作宜从容和缓，循序渐进，切忌手法粗暴，急于求成。对继发性月经不调者，应当积极治疗原发病后，再进行推拿辅助治疗。

第二节 痛 经

痛经指月经前后或月经期出现下腹部疼痛、坠胀，伴有腰酸或其他不适。疼痛常呈痉挛性，通常位于下腹部耻骨上，可放射至腰骶部和大腿内侧。剧烈疼痛者可出现面色苍白、恶心、呕吐、出冷汗等症状，往往影响正常的生活和工作。

一、中医常见辨证分型

依据症状及四诊合参分为气滞血瘀证、寒凝血瘀证、湿热瘀阻证、气血虚弱证、肾气亏损证。

1.气滞血瘀证： 主要表现为经前或者经期小腹胀痛拒按，月经量比较少，行经不畅或者有血块，血块排下之后疼痛减轻，舌质紫暗或者有瘀点。

2.寒凝血瘀证： 主要表现为经前或者经期小腹冷痛拒按，得热则减，月经后推、量少，有血块，面色青白，肢冷畏寒，舌苔白，脉沉紧。

3.湿热瘀阻证： 主要表现为经前或者经期小腹疼痛，有灼热感或者痛连腰骶。平时伴有经期延长或者月经量多，白带增多，黄稠，小便黄，舌质红，苔黄腻，脉滑数。

4.气血虚弱证： 主要表现为经期或者经后小腹隐隐作痛，月经量少，质清稀，面色无华，神疲乏力，舌质淡，脉无力。

5.肝肾亏损证： 主要表现为经期或经后1~2天内小腹绵绵作痛，痛连腰骶，月经量少，颜色暗淡，伴有头晕，耳鸣，健忘，失眠，舌质淡红，苔薄白，脉沉细。

二、诊断标准

参照2020年人民卫生出版社出版的"十二五"普通高等教育本科国家级规

划教材《推拿治疗学》。

排除子宫内膜异位症或卵巢囊肿等器质性病变后，以经期或经行前后小腹疼痛，可引起全腹或腰骶部，或外阴、肛门等处，伴随月经周期性反复发作为诊断要点。

三、推拿治疗

1. 治疗原则：主要以调理气血为主。

2. 取穴与部位：气海、关元、血海、三阴交、肝俞、脾俞、肾俞、八髎穴，腰部脊柱、腰骶部、小腹。

3. 推拿手法：摩法、一指禅推法、按法、揉法、点法、拿法、擦法、擦法等。

4. 操作方法

（1）患者取仰卧位，医者坐于患者身侧，用摩法在小腹部按顺时针方向操作（图 3-4），时间约 5 分钟。

（2）继上势，用掌揉法在腹部操作，以腹部温热舒适为度。

（3）继上势，用按揉法在气海、关元、血海、三阴交穴操作，每穴 1 分钟。

（4）患者取俯卧位，医者站于患者身侧，用一指禅推法或按揉法在肝俞、脾俞、肾俞穴操作（图 3-5）。

（5）继上势，用擦法在腰部脊柱两旁及腰骶部操作，时间约 3 分钟。

（6）继上势，用擦法在腰骶部八髎穴操作（图 3-6），以透热为度。

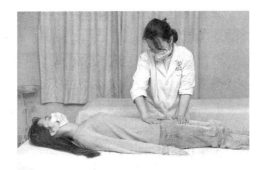

图 3-4　摩腹部

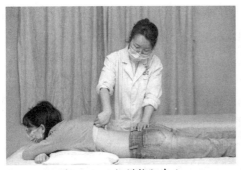

图 3-5　一指禅推肝俞穴

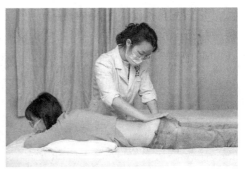

图 3-6　擦八髎穴

四、其他疗法

1. 普通针刺：取穴以中极、三阴交、地机、十七椎、次髎为主。气滞血瘀配太冲、血海；寒凝血瘀配关元、归来；气血虚弱配气海、血海；肾气亏损配肾俞、太溪。针法以捻转泻法为主，中等强度刺激，留针 5 分钟。

2. 电针：具体取穴如下。

第 1 组：关元、三阴交（左）。

第 2 组：中极、足三里（右）。

普通针刺后连接电针，每 2 个穴位为 1 组，强度以患者耐受为度，每次 30 分钟，每日 1~2 次，经前或痛作时进行治疗，连续治疗 5~7 天为 1 个疗程。

3. 温针灸：具体取穴如下。

第 1 组：关元、中极。

第 2 组：三阴交（左）、三阴交（右）。

第 3 组：地机（左）、地机（右）。

针刺后，选取上述穴位，2 个穴位为 1 组，将艾炷置于针柄上，点燃艾炷施灸，每次加灸关元、中极穴，在经前 2~3 天开始灸，2~3 次为 1 个疗程。

4. 拔罐：具体取穴如下。

第 1 组：肝俞（左）、肝俞（右）。

第 2 组：肾俞（左）、肾俞（右）。

第 3 组：次髎（左）、次髎（右）。

选取以上穴位，2 个穴位为 1 组，施以拔罐，留罐 10~15 分钟，以皮肤潮红为度，每日 1 次。

5. 穴位注射：具体取穴如下。

中极、关元、三阴交。

选取以上穴位，穴位注射药为当归注射液，药液缓慢注入，每穴位 1~2ml，每日 1 次，10 天为 1 个疗程。

6. 穴位贴敷：具体取穴如下。

神阙、关元、中极、三阴交（左）、三阴交（右）。

选取上述 5 个穴位予代温灸膏贴敷，每日 1 次。

7. 中药汤剂

（1）气滞血瘀证

治法：活血化瘀，行气止痛。

推荐方药：膈下逐瘀汤加减。当归、川芎、赤芍、桃仁、红花、枳壳、延胡索、五灵脂、乌药、香附、牡丹皮、甘草。

（2）寒凝血瘀证

治法：温经散寒，化瘀止痛。

推荐方药：少腹逐瘀汤加减。小茴香、干姜、延胡索、没药、当归、川芎、官桂、赤芍、蒲黄、五灵脂。

（3）湿热瘀阻证

治法：清热除湿，化瘀止痛。

推荐方药：清热调血汤加减。牡丹皮、黄连、生地黄、当归、白芍、川芎、红花、桃仁、延胡索、莪术、香附。

（4）肾气亏损证

治法：补肾益精，调肝止痛。

推荐方药：调肝汤加减。当归、白芍、山茱萸、巴戟天、阿胶、山药、甘草。

（5）气血虚弱证

治法：益气补血，和营止痛。

推荐方药：圣愈汤加减。人参、黄芪、熟地黄、生地黄、当归、川芎。

8.中成药：田七痛经胶囊，口服，每次 2g，3 次 / 日。

五、预防调护

（1）首先，月经期更要注意保暖，以利改善全身及子宫的血液循环；其次要加强体格锻炼，增强体质，增强人体对寒冷的适应能力。所谓"动则生阳"，平日多走动，经常快步走，能调畅气血，改善血液循环，使全身温暖。

（2）经期要注意饮食调理，经前及经期忌食生冷寒凉之品，以免寒凝血瘀而使痛经加重。月经量多者不宜食用辛辣香燥之物，以免热迫血行，出血更甚。

按语：

（1）针灸对原发性痛经有较好的疗效。预防痛经则多在经前 3~7 日开始，连续治疗 3 个月经周期为 1 个疗程。

（2）对继发性痛经，应及时诊断原发病变，施以相应治疗。

（3）注意经期卫生和保暖，避免过食生冷、精神刺激和过度劳累。

第三节　不孕症

不孕症是指女子婚后未避孕，有正常性生活，配偶生殖功能正常，同居1年以上而未受孕者；或曾有过孕育史，而后未避孕，又连续2年未再受孕。前者为原发性不孕，古称"全不产"；后者为继发性不孕，古称"断绪"。不孕症的发生常与先天禀赋不足、房事不节、反复流产、久病大病、情志失调、饮食及外伤等因素有关。本病病位在胞宫，与任、冲二脉及肾、肝、脾关系密切。基本病机为肾气不足，冲任气血失调。

一、中医常见辨证分型

依据症状及四诊合参，不孕症分为肾气虚证、肾阳虚证、肾阴虚证、肝气郁结证、痰湿内阻证、瘀滞胞宫证。

1.肾气虚证：婚久不孕，月经不调，经量或多或少，头晕耳鸣，腰酸腿软，精神疲倦，小便清长，舌淡，苔薄，脉沉细，两尺尤甚。

2.肾阳虚证：婚久不孕，月经后期，量少色淡，甚则闭经，平时白带量多，腰痛如折，腹冷肢寒，性欲淡漠，小便频数或失禁，面色晦暗，舌淡，苔白滑，脉沉细而迟或沉迟无力。

3.肾阴虚证：婚久不孕，月经错后，量少色淡，头晕耳鸣，腰酸腿软，眼花心悸，皮肤不润，面色萎黄，舌淡，苔少，脉沉细。

4.肝气郁结证：多年不孕，月经愆期，量多少不定，经前乳房胀痛，胸胁不舒，小腹胀痛，精神抑郁，或烦躁易怒，舌红，苔薄，脉弦。

5.痰湿内阻证：婚久不孕，形体肥胖，经行延后，甚或闭经，带下量多，色白质黏无臭，头晕心悸，胸闷泛恶，面色㿠白，苔白腻，脉滑。

6.瘀滞胞宫证：多年不孕，月经后期，量少或多，色紫黑，有血块，经行不畅，甚或漏下不止，少腹疼痛拒按，经前痛剧，舌紫暗，或舌边有瘀点，脉弦涩。

二、诊断标准

参照2019年中华医学会妇产科学分会制定的《不孕症诊断指南》。

不孕症的诊断要点在于病因诊断。对于符合不孕症定义、有影响生育的病史（如月经稀发或闭经，已知或可疑的子宫、卵巢或盆腔病变，Ⅲ~Ⅳ期子宫内膜异位症，可疑的男性生育力低下等），或女方年龄≥35岁的夫妇，建议双方同时就诊，分别进行病史采集及体格检查。通过男方精液常规分析、女方盆腔双合诊、超声监测排卵、基础内分泌测定和输卵管通畅度检查，初步评估就诊夫妇的生育能力，明确女性因素（排卵障碍、盆腔因素）、男性因素和原因不明不孕症的病因分类。在此基础上，再结合夫妇特异性的病史和（或）临床表现，进一步选择针对性的辅助检查，完成病因诊断。

三、推拿治疗

1. 治疗原则：调理冲任，益肾助孕。

2. 取穴与部位：肩井、肺俞、气海、关元、中极、胞门、三阴交、肾俞、命门、八髎、太溪、照海、涌泉、章门、期门、内关、肝俞、太冲、带脉、膈俞、血海、膻中、中脘、天枢、足三里、丰隆；腹部、腰骶部、胃脘部、大腿前侧。

3. 推拿手法：一指禅推、摩法、揉法、按揉法、擦法、分推法、拿法等手法。

4. 操作方法

（1）患者取仰卧位，医生站于患者一侧，用手掌部在腹部做轻柔的摩法操作15分钟左右，逐渐加一点力量，重点在下腹部。然后再在中脘穴揉半分钟，在关元穴、气海穴、中极穴分别按揉1~2分钟，以有沉胀感为度；然后在患者大腿前侧用拿法操作，由上而下反复5~7遍，并在膝关节上方，重点拿揉血海穴，力量由轻渐重，约2分钟。再以拇指按揉足三里穴约1分钟。

（2）患者取俯卧位，医生用点按法分别刺激骶部八髎穴，待患者有酸胀或胀痛感后，以手掌在八髎穴部位横向擦动，以透热为度。在肩部施拿肩井法操作，力量逐渐加重，动作稍缓慢，按揉肺俞、肝俞、肾俞、关元等。然后用两手拇指分别压在两侧肾俞穴，相对向中间内侧深部挤按揉动，先轻渐重，至有酸胀微痛感，约1分钟；然后在背腰做双掌分推法，力量稍重，推10遍。最后在腰部肾俞穴节段用手掌横擦，以透热为度。然后从肩至骶臀部，由上而下用轻快的拍法做2遍。

上述推拿方法每次治疗10~20分钟，以患者耐受为度，每日1次。

四、其他疗法

1. 普通针刺：取肾俞、气海、三阴交、关元、太溪、足三里、中脘等穴，针法以捻转泻法为主，中等强度刺激，留针5分钟。

2. 电针：具体取穴如下。

第1组：肾俞（左）、脾俞（左）、三阴交（左）、气海俞（左）。

第2组：肾俞（右）、脾俞（右）、三阴交（右）、气海俞（右）。

第3组：关元俞（左）、膈俞（左）、太溪（左）、足三里（左）。

第4组：关元俞（右）、膈俞（右）、太溪（右）、足三里（右）。

普通针刺后连接电针，每4个穴位为1组，4组/次，每次留针20~30分钟，每日1次。

3. 温针灸：具体取穴如下。

第1组：肾俞（左）、肾俞（右）。

第2组：气海、关元。

第3组：三阴交（左）、三阴交（右）。

第4组：太溪（左）、太溪（右）。

针刺后，选取上述穴位，2个穴位为1组，将艾炷置于针柄上，点燃艾炷施灸，每次选取1组穴位，以上4组穴位交替使用，每日上午、下午各1次。

4. 拔罐：具体取穴如下。

第1组：肾俞（左）、肾俞（右）、气海。

第2组：三阴交（左）、三阴交（右）、关元。

第3组：太溪（左）、太溪（右）、足三里。

选取以上穴位，3个穴位为1组，施以拔罐，每次选取1组穴位，以上3组穴位交替使用，留罐5~8分钟，以皮肤潮红为度，每日1次。

5. 穴位注射：具体取穴如下。

第1组：肾俞（左）、肾俞（右）。

第2组：气海、关元。

第3组：三阴交（左）、三阴交（右）。

第4组：太溪（左）、太溪（右）。

选取以上穴位，2个穴位为1组，施以穴位注射，每次选取1组穴位，以上4组穴位交替使用，每日1次；穴位注射用药为复方当归注射液2ml+地塞米松磷酸钠注射液0.5ml。

6. 穴位贴敷：具体取穴如下。

肾俞（左）、肾俞（右）、气海、太溪（左）、太溪（右）、关元。

选取上述6个穴位予代温灸膏贴敷，每日1次。

7. 中药热奄包治疗：具体部位如下。

左下腹部、右下腹部、腰背部。

将加热好的中药药包置于患病部位或特定穴位上，利用温热之力使药性通过体表透入经络、血脉。每日 1 次。

8. 中药汤剂

（1）肾气虚证

治法：补肾益气，调补冲任。

推荐方药：毓麟珠。当归、熟地黄、白芍、川芎、人参、白术、茯苓、炙甘草、菟丝子、杜仲、鹿角霜、川椒。

（2）肾阳虚证

治法：温肾助阳，调补冲任。

推荐方药：温胞饮。巴戟天、补骨脂、菟丝子、肉桂、附子、杜仲、白术、山药、芡实、人参。

（3）肾阴虚证

治法：滋肾养血，调补冲任。

推荐方药：养精种玉汤。当归、白芍、熟地黄、山茱萸。

（4）肝气郁结证

治法：疏肝解郁，理血调经。

推荐方药：开郁种玉汤。当归、白芍、牡丹皮、香附、白术、茯苓、天花粉。

（5）痰湿内阻证

治法：燥湿化痰，理气调经。

推荐方药：苍附导痰丸。茯苓、半夏、陈皮、甘草、苍术、香附、胆南星、枳壳、生姜、神曲。

（6）瘀滞胞宫证

治法：活血化瘀，止痛调经。

推荐方药：少腹逐瘀汤。肉桂、小茴香、干姜、当归、川芎、赤芍、蒲黄、五灵脂、没药、延胡索。

五、预防调护

（1）遵循孕育规律，掌握房事的基本知识，注意经期、产后卫生。

（2）调节饮食，舒畅情志，增强体质。

（3）积极采取各种科学手段治疗，但思想上要尽力放下沉重的包袱。

（4）治疗不孕症大多比较困难，疗程较长，要有信心和耐心。

按语：怀孕的自然生理过程中任何一个环节发生障碍均可导致不孕，因此不孕症是一个相当复杂的疾病，其间还夹杂有心理和社会因素，临床应强调辨证论治，注重调经。推拿治疗中，腹部推拿手法占有重要地位，应引起重视。

第四节　慢性盆腔炎

慢性盆腔炎是指女性内生殖器官、周围结缔组织及盆腔腹膜发生的慢性炎症。常因为急性盆腔炎治疗不彻底或因患者体质差，病情迁移所致，也有未经急性盆腔炎的过程，而直接表现为慢性盆腔炎者。本病是妇科的常见病、难治病，当机体抵抗力下降时可诱发急性发作。

一、中医常见辨证分型

中医把本病分为肝郁湿热证、血虚寒湿证、气滞血瘀证、癥瘕包块证四型。

1. 肝郁湿热证： 低热缠绵，少腹一侧或两侧胀痛，腰骶酸痛沉重，神疲乏力，白带量多，质稠或黄，阴痒，月经先期量多，色鲜红，纳差，口干不欲饮，便干，尿黄，舌质红，苔薄腻或薄黄，脉弦滑。

2. 血虚寒湿证： 少腹一侧或两侧隐痛，发凉，喜按喜暖，腰骶酸痛，月经期或疲劳后加剧，经期推迟，经量少，色紫暗夹块，白带量多，质稀，色白，便溏或正常，小便清长，舌淡或有瘀点，苔白腻，脉细缓。

3. 气滞血瘀证： 下腹疼痛或腰骶酸痛，月经前后加重，痛经，经前乳胀，心烦易怒，有时低热，大便秘结，白带多，少腹部可触及包块，舌质紫暗，有瘀斑，脉弦细。

4. 癥瘕包块证： 少腹疼痛且呈下坠感，腰骶酸胀，月经期或疲劳后加剧，性交疼痛，带下增多，少腹一侧或两侧可触及包块，婚后数年不孕，舌有紫斑，脉细弦。

二、诊断标准

参照 2019 年中华医学会妇产科学分会制定的《盆腔炎症性疾病诊治规范》。

盆腔炎症性疾病的临床诊断准确度不高，然而延迟诊治又可能增加一系列后遗症的风险。因此，诊断盆腔炎症性疾病仍然依靠最低的诊断标准，且需同时考虑以下因素。

（一）盆腔炎症性疾病诊断的最低标准

在性活跃妇女及其他患性传播疾病的高危妇女，如排除其他病因且满足以下条件之一者，应诊断盆腔炎，并给予盆腔炎经验性治疗。

①子宫压痛；②附件压痛；③子宫颈举痛。下腹疼痛同时伴有下生殖道感染征象，诊断盆腔炎症性疾病的准确性增加。

（二）盆腔炎症性疾病诊断的附加标准

（1）口腔温度≥38.3℃。

（2）子宫颈或阴道黏液脓性分泌物。

（3）阴道分泌物显微镜检查白细胞增多。

（4）红细胞沉降率升高。

（5）C-反应蛋白水平升高。

（6）实验室检查证实有子宫颈淋病奈瑟菌或沙眼衣原体感染。

多数盆腔炎症性疾病患者有子宫颈黏液脓性分泌物或阴道分泌物镜检白细胞增多。如果子宫颈分泌物外观正常并且阴道分泌物镜检无白细胞，则诊断盆腔炎症性疾病的可能性不大，需要考虑其他可能引起下腹痛的病因。如性传播疾病高危人群（既往有性传播疾病的病史、现患性传播疾病或性伴患性传播疾病、静脉吸毒或药瘾、患者或性伴卖淫或嫖娼、曾使用过不规范的血制品、近3个月内有新的性伴以及多性伴者）、产褥期或流产后、近期宫腔操作及阴道流血等一些因素存在时盆腔炎症性疾病的可能性增加。如有条件，应积极寻找致病微生物，尤其是性传播疾病相关的病原微生物。

三、推拿治疗

1. 治疗原则：活血化瘀，消炎止痛。肝郁湿热者宜清热利湿，疏肝解郁；血虚寒湿者宜温经散寒，益气活血；气滞血瘀者宜活血化瘀，理气止痛；癥瘕包块者宜舒筋解痉，消癥散结。

2. 操作方法

（1）胸腹部操作

取穴与部位：章门、期门、中脘、气海、关元、曲骨、横骨、神阙、水道、带脉。

推拿手法：一指禅推法、摩法、按揉法。

操作方法：患者取仰卧位，两下肢微屈，医生立于一侧，用一指禅推法或按揉法沿章门、期门、中脘、气海、关元操作，约5分钟，然后重点在小腹进行摩腹、揉脐（图3-7），约10分钟，按揉曲骨、横骨、神阙、水道、带脉等，每穴约1分钟。

（2）腰背部操作

取穴与部位：膈俞、肝俞、脾俞、胃俞、大肠俞、小肠俞、关元俞、胞肓、命门、八髎、督脉。

推拿手法：一指禅推法、按揉法、擦法。

操作方法：患者取俯卧位，医生立于一侧，用一指禅推法或按揉法施于膈俞、肝俞、脾俞、胃俞、大肠俞、小肠俞、关元俞、胞肓等，每穴约1分钟，然后直擦督脉（图3-8），擦命门、八髎，均以透热为度（图3-9）。

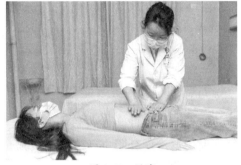

图3-7　揉脐

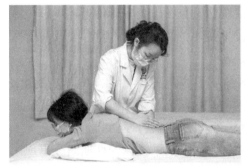

图3-8　直擦督脉

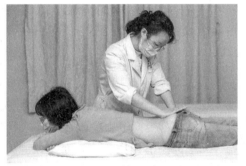

图3-9　擦八髎穴

3. 辨证加减

（1）肝郁湿热：点按血海、三阴交、丘墟、太溪、水泉、太冲，每穴约1分钟，轻叩脊柱两侧及骶髂部。

（2）血虚寒湿：点按百会、合谷、温溜、府舍、归来、气冲、血海、足三里、三阴交，每穴约1分钟，掌振下腹部约2分钟。

（3）气滞血瘀：按揉府舍、归来、气冲、血海、阴陵泉、地机、三阴交、丘墟、太冲，每穴约1分钟，弹拨腹部包块5分钟，轻叩脊柱两侧及腰骶部。

（4）癥瘕包块：按揉府舍、归来、气冲、血海、足三里、三阴交，每穴约1分钟，弹拨腹部包块5分钟，掌振下腹部约2分钟。

四、其他疗法

1. 穴位注射：采用当归注射液，取归来、水道、四满、大巨及腹部阿是穴，每次选用2~3个穴位行穴位注射，每穴注射1~2ml，隔日1次，10次为1个疗程。

2. 中药保留灌肠：紫花地丁、野菊花、败酱草、红藤、赤芍、丹参、白花蛇舌草、鸭跖草、蒲公英各10g，加水适量，浓煎至100ml，保留灌肠，每日1次，10次为1个疗程。

五、预防调护

（1）杜绝各种会导致感染的途径。女性盆腔炎患者应保持会阴部位清洁，每晚使用温水对会阴进行清洁，做到专盆专用，切忌使用水温过热，做到经常更换内裤，保持清洁，尤其在调理上还应该做到的就是不穿过紧或化纤质地内裤。

（2）注意观察白带的变化情况。女性慢性盆腔炎患者在调理上还应该关注病情，若是发现白带量、质、色、味等发生变化，说明病情严重，要及时就医治疗。

（3）禁欲，禁止游泳、盆浴。女性慢性盆腔炎患者在月经、人流、会阴出现流血的时候，为了身体健康还应该做到的就是禁欲，禁止游泳、盆浴等，同时还应该经常更换卫生巾，目的就是不给病毒入侵的机会，避免身体感染。

（4）谨防滥用抗生素。对于盆腔炎患者服用抗生素进行治疗期间会出现阴道内菌群的紊乱，导致阴道异物分泌过多，如呈豆渣样白带等，因此调理上还应该做到的就是谨防滥用抗生素治疗。

按语：慢性盆腔炎病情常较顽固，病程长者可出现腹内周围组织粘连，抗炎药物不易进入，因而不容易彻底治愈，推拿治疗本病能促进局部炎症吸收，增强抗炎效果，并且可以防止输卵管、卵巢粘连及包块的形成。

第四篇

儿科疾病

第一节　感　冒

感冒是小儿常见的外感疾病之一，以恶寒、发热、鼻塞、流涕、喷嚏、咳嗽、头身疼痛为主要临床特征。一年四季均可发病，以冬、春季节及气候骤变时较多。

《仁斋直指方》中首先记载了感冒的病名，谓："感冒风邪，发热头痛，咳嗽声重，涕唾稠黏。"《幼科释谜·感冒》解释感冒为："感者触也，冒其罩乎。"指出感冒主要由感受外邪触罩肌表所致。《素问·风论篇》曰："风者，百病之长也。"外邪以风邪为主，或夹寒，或夹热，临床上较多见风寒感冒、风热感冒。

一、中医常见辨证分型

1. 风寒感冒：恶寒，发热，无汗，鼻流清涕，咽不红，头痛，脉浮紧或指纹浮红。

2. 风热感冒：发热，微恶风寒，或有汗，鼻塞喷嚏，流稠涕，头痛，咽喉疼痛，咳嗽痰稠，舌苔薄黄，脉浮数，指纹紫。

二、诊断标准

参照 2016 年中国中医药出版社出版的全国中医药行业高等教育"十三五"规划教材《推拿学》。

（1）常有气候骤变、冷暖失调、过度疲劳，或与感冒患者接触等病史。

（2）以鼻塞、流涕、喷嚏、咳嗽、发热、咽痛为主要临床表现。风寒感冒以恶寒，发热，无汗，头痛，鼻塞流清涕，喷嚏，咳嗽，痰稀白易咳，口不渴，舌淡红，苔薄白，脉浮紧或指纹浮红等风寒表证证候为主要特征；风热感冒以发热，恶风，有汗或少汗，头痛，鼻塞流浊涕，咳嗽，痰稠色白或黄，咽红肿痛，哭闹不安或烦躁不宁，口渴，舌质红，苔薄黄，脉浮数或指纹浮紫等风热表证证候为主要特征；暑邪感冒多在夏季发病，以发热，无汗或汗出热不解，头晕，头痛，鼻塞，身重困倦，纳呆，恶心呕吐，泄泻，小便短赤，舌质红，苔黄腻，脉数或指纹紫滞等为特征；时邪感冒起病急骤，全身症状重，可见高热寒战，无汗或汗出热不解，头晕，头痛，肌肉骨节酸痛，或有呕吐，泄泻，舌质红或红绛，苔黄燥或黄腻，脉数或指纹紫滞等证候；感冒伴有兼证者，可见夹痰、夹滞和夹惊等证候。

（3）某些特殊类型的感冒可见咽部充血，腭咽弓、腭垂、软腭等处直径为2~4mm数量不等的疱疹，或滤泡性眼结膜炎及颈部、耳后淋巴结肿大等体征。血常规检查提示，病毒感染者白细胞总数正常或偏低，继发细菌感染者血白细胞总数及中性粒细胞比例升高。必要时可做病原学检查。

三、湘西刘氏小儿推拿治疗

1. 治疗原则：根据归经施治治则，感冒归属肺经，治疗从肺入手，其基本原则为疏风解表。由于感邪不同分别治以辛温解表、辛凉解表等。

2. 辨证施治

（1）风寒感冒

【治法】辛温解表，宣肺散寒。

【操作】常例开窍：开天门24次，推坎宫24次，推太阳24次，按总筋24次，分阴阳24次。

推五经：先清脾经100次，再补脾经50次，清肝经250次，清心经150次，清肺经300次，补肾经100次。

配穴：运太阳24次，揉风池，揉按外劳宫、二扇门各60次，推三关150次，推六腑50次，推胸法，推背法。捏脊3~5遍。

关窍：按肩井2~3次。

【解析】常例开窍，即打开气门，意喻打开治疗疾病之大门，小儿推拿是中医外治法，外治之力欲达病所，需要首先打开气门、开通关窍。推五经调理脏腑，根据归经施治治则，感冒归属肺经，风寒感冒属外感实证，用五经配伍推治法调理脏腑，其中以清肺经为主，达宣肃肺气、解表散寒之功；清脾经祛寒湿，脾为后天之本，宜补不宜清，为防止清后伤脾，故清后加补脾经；小儿五脏特点为心常有余，肝常有余，宜清不宜补，在病理情况下，心肝对肺经的制约为损伤性制约，心易动火，肝易动风，故次清心经、肝经；肾为先天之本，宜补不宜清，故补肾经。配穴运太阳、揉风池、二扇门以加强发汗解表之功；揉外劳宫温通阳气；三关六腑配合使用，风寒感冒属外感寒证，故以推三关为主发汗解表、疏风散寒，为防止发散太过，配以推六腑，又能清热；推胸法和推背法配伍宽胸理气、止咳化痰；捏脊可提高机体免疫力。按肩井关窍，关上治疗疾病之大门，当疾病治疗结束之后，需要关上气门，以防止真气外泄。

（2）风热感冒

【治法】辛凉解表，宣肺清热。

【操作】常例开窍：开天门24次，推坎宫24次，推太阳24次，按总筋24

次，分阴阳 24 次。

推五经：先清脾经 100 次，再补脾经 50 次，清肝经 250 次，清心经 150 次，清肺经 300 次，补肾经 100 次。

配穴：揉内劳宫 60 次，清天河水、推大椎各 30 次，推三关 50 次，推六腑 150 次，推胸法，推背法。捏脊 3~5 遍。

关窍：按肩井 2~3 次。

【解析】常例开窍。推五经调理脏腑，根据归经施治治则，感冒归属肺经，风热感冒属外感实热证，用五经配伍推治法调理脏腑，其中以清肺经为主，以解表宣肺；清脾经祛湿清热，脾为后天之本，宜补不宜清，为防止清后伤脾，故清后加补脾经；小儿五脏特点为心常有余，肝常有余，宜清不宜补，在病理情况下，心肝对肺经的制约为损伤性制约，心易动火，肝易动风，故次清心经、肝经；肾为先天之本，宜补不宜清，故补肾经。配穴揉内劳宫、清天河水、推大椎、推六腑清热解表，配推三关以防清热太过，推胸法配以推背法宣降肺气，理肺止咳；捏脊可提高机体免疫力。按肩井关窍。

四、其他疗法

1.中药滴鼻：柴胡注射液滴鼻，每次左、右鼻孔各 2~3 滴，1~2 小时重复一次。用于感冒发热，体温较高者。

2.药浴疗法

（1）风寒感冒证：羌活 30g，独活 30g，细辛 15g，防风 30g，苏叶 30g，白芷 30g，桂枝 20g，葱白 30g，淡豆豉 30g。煎水 3000ml，放温后沐浴。1 日 1~2 次。

（2）风热感冒证：金银花 30g，连翘 30g，柴胡 30g，桑叶 30g，大青叶 30g，薄荷 20g，蝉脱 30g，栀子 30g。煎水 3000ml，放温后沐浴。1 日 1~2 次。

（3）暑邪感冒证。香薷 30g，金银花 50g，连翘 50g，柴胡 30g，防风 30g，淡豆豉 30g，扁豆花 30g，生石膏 50g，鸡苏散 50g，板蓝根 50g。煎水 3000ml，放温后沐浴。1 日 1~2 次。

五、预防调护

（1）加强体育锻炼，增强机体对气候变化的调节能力。在气候变化时适时增减衣服，注意防寒保暖，慎接触感冒患者，以免时邪入侵等。

（2）感冒患者应适当休息，多饮水，饮食以素食流质为宜，慎食油腻难消化之物。卧室空气应流通，但不可直接吹风。

（3）感冒迁延不愈者，应及时查清病因，明确诊断，必要时结合其他中西医疗法进行治疗。

（4）小儿推拿治疗初期感冒疗效非常明显，风寒型感冒可配合艾灸肺俞，效果更理想。对于迁延不愈、抵抗力差者，可通过小儿推拿振奋正气，扶正祛邪，调理体质。

按语： 感冒是湘西刘氏小儿推拿流派治疗的优势病种之一，若辨证正确、手法得当、治疗及时，一般2~3天可获满意疗效。患儿体虚复感者，在对症治疗的同时，要注意调补脾肾，固护先天、后天之本。值得一提的是，该病用汗法时应掌握推拿刺激强度，掌握汗出的程度，临床常发汗与止汗配伍应用，正如《伤寒论》所载："遍身漐漐，微似有汗者益佳，不可令如水流漓，病必不除。"

第二节　发　热

发热是小儿时期极为常见的一种症状，临床上以体温异常升高者而称之。

关于发热的病因，《内经》中记载："阳盛则热。"指阳气偏胜，机能亢盛时，就会产生热性的病变。"阴虚生内热"，由于体内阴液亏虚，水不制火，亦可致发热。"寒邪外束，阳不得越，郁而为热"，闭郁是发热的另一个重要病机。

《小儿按摩经》曰："掐两扇门，发脏腑之汗，两手掐揉，平中指为界，壮热汗多者，揉之即止。"指出小儿推拿治疗发热时，常用发汗法。

一、中医常见辨证分型

1.外感发热证

（1）风寒：发热，无汗，鼻塞，流涕，咳痰稀薄，苔薄白。

（2）风热：发热，微汗，口干，咽痛，痰黄，苔薄黄。

2.肺胃实热证： 高热，口鼻干燥，口渴引饮，便秘尿黄，舌红苔燥，脉实数，指纹深紫。

3.阴虚内热证： 发热不甚，午后潮热，五心烦热，盗汗，舌红苔剥，脉细数，指纹淡紫。

二、诊断标准

参照2016年中国中医药出版社出版的全国中医药行业高等教育"十三五"规划教材《推拿学》。

（1）外感发热常有感受外邪病史；内伤发热常伴饮食不节或不洁、热病耗阴等病史。

（2）以体温异常升高为主要症状。外感风寒兼头痛、发热恶寒、无汗、鼻塞、流清涕、苔薄白、指纹鲜红或脉浮紧等风寒表证证候；外感风热兼恶寒畏风、发热少汗、口干、咽痛、鼻塞、流脓涕、苔薄黄、指纹红或紫或脉浮数等风热表证证候；暑热证兼长期发热不退、口渴多尿、少汗、倦怠嗜睡等证候；内伤发热兼腹痛拒按、面红唇赤、嗳腐吞酸、便秘或澹、苔黄腻、指纹深紫或脉弦滑数等肺胃实热证证候或午后低热、心烦易怒、潮热盗汗、形瘦、纳呆、舌红苔剥、指纹淡紫或脉细数等阴虚内热证证候。

（3）合并细菌感染者血白细胞总数升高，中性粒细胞比例升高。临床检查除测量体温外，还需注意检查咽喉、口腔黏膜、中耳、鼻腔、心、肺等部位是否有炎性疖肿，是否有脑膜刺激征等。必要时做血培养或脑脊液检查。

三、湘西刘氏小儿推拿治疗

1. 治疗原则：根据归经施治治则，发热归属肺经，治疗从肺入手，由于病位不同分别治以解表宣肺退热、清肺泻热等。

2. 辨证施治

（1）外感发热证

【治法】解表宣肺退热。

【操作】常例开窍：开天门24次，推坎宫24次，推太阳24次，按总筋24次，分阴阳24次。

推五经：清脾经200次，补脾经100次，清肝经200次，清心经100次，清肺经300次，补肾经150次。

配穴：推三关90次，推六腑30次，推背法。

关窍：按肩井2~3次。

风寒者加掐二扇门、拿风池4~5次；风热者加清天河水10次，推脊10次；兼咳嗽、痰鸣气急者加推胸法；兼脘腹胀满、不思饮食、嗳酸呕吐者加揉中脘150次，摩腹3分钟，推板门60次，推天柱60次；兼烦躁不安、睡卧不安、惊惕不安者加掐揉小天心30次。

【解析】常例开窍。推五经调理脏腑，根据归经施治治则，发热归属肺经，用五经配伍推治法调理脏腑，其中以清肺经为主，达宣肃肺气、疏风解表之功；清脾经祛湿清热，脾为后天之本，宜补不宜清，为防止清后伤脾，故清后加补脾经；小儿五脏特点为心常有余，肝常有余，宜清不宜补，故次清心经、肝经；

肾为先天之本，宜补不宜清，故补肾经。配穴推三关发汗解表，疏风散寒，配推六腑以防发散太过，又能清热；风寒者加掐二扇门、拿风池加强发汗解表、祛风散寒之功效；风热者加推脊、清天河水以清热解表。按肩井关窍。

（2）肺胃实热证

【治法】清肃肺热，泻火通便。

【操作】常例开窍：开天门 24 次，推坎宫 24 次，推太阳 24 次，按总筋 24 次，分阴阳 24 次。

推五经：清脾经 400 次，补脾经 200 次，清肝经 300 次，清心经 250 次，清肺经 350 次，补肾经 200 次。

配穴：清大肠 120 次，清后溪 150 次，推六腑 150 次，推三关 50 次，水底捞明月、推天河水各 20 次，推胸法，揉中脘（消导法）150 次，推背法。

关窍：按肩井 2~3 次。

若高热不退加推脊 20 次，打马过天河、掐大椎 20 次；兼见腹胀、大便秘结加推下七节 150 次，摩腹 3 分钟。

【解析】常例开窍。推五经调理脏腑，根据归经施治治则，肺胃实热归属肺经、脾经，用五经配伍推治法调理脏腑，其中以清肺经、脾经为主，以清肺胃实热，脾为后天之本，宜补不宜清，为防止清后伤脾，故清后加补脾经；小儿五脏特点为心常有余，肝常有余，宜清不宜补，心易动火，肝易动风，故次清心经、肝经；肾为先天之本，宜补不宜清，故补肾经。配穴清大肠、清后溪通利二便以泻火，水底捞明月、推天河水、推六腑清热除烦，配推三关以防过凉而伤正，揉中脘（消导法）理气消食退热，推胸法、推背法宣肃肺气。按肩井关窍。

（3）阴虚内热证

【治法】滋阴清热。

【操作】常例开窍：开天门 24 次，推坎宫 24 次，推太阳 24 次，按总筋 24 次，分阴阳 24 次。

推五经：补脾经 300 次，清肝经 250 次，清心经 200 次，补肺经 350 次，补肾经 400 次。

配穴：揉上马、清天河水、按揉涌泉各 80 次，揉按足三里 60 次，揉中脘 90 次，按揉内劳宫 100 次，捏脊 3~5 遍。

关窍：按肩井 2~3 次。

若食纳差加掐四横纹 5 次；盗汗、自汗加运太阳 20 次。

【解析】常例开窍。用五经配伍推治法调理脏腑，根据归经施治治则，阴虚内热重补肺、肾二经，滋肺肾，滋补阴液；脾为后天之本，宜补不宜清，补脾经健脾和胃；小儿五脏特点为心常有余，肝常有余，宜清不宜补，心易动火，肝易动风，故清心经、肝经。配穴揉上马滋阴补肾，清天河水、按揉内劳宫清内热，按揉涌泉引火归原、退虚热，按揉足三里、揉中脘健脾和胃，增进食欲，捏脊调阴阳，理气血，强健身体。按肩井关窍。

四、其他疗法

1.中药外洗：风寒发热应用麻黄、桂枝煮水擦浴；风热发热应用香薷、青蒿煮水擦浴。

2.放血疗法：采取耳尖放血、耳背静脉放血进行治疗。

3.刮痧疗法：选取脊柱两侧和背俞穴进行治疗，每次 5~10 分钟。

五、预防调护

（1）加强护理，饮食宜清淡、富有营养，不宜进食难以消化的食物。

（2）发热高且不退，可一日推拿 2~3 次。同时应注意防止惊厥发生，必要时可配合物理降温。

（3）高热不退或反复出现低热，应及时查清病因，明确诊断，必要时结合其他中西医疗法进行治疗。

（4）治疗期间，可嘱患儿多饮水，饮食以易消化食物为主；对于食纳欠佳、精神欠佳患儿，可适当服用口服补液盐以防脱水及电解质紊乱；对于伴有喉咙红肿化脓或疱疹者，可配合少商、商阳点刺放血。

按语：小儿外感发热亦是湘西刘氏小儿推拿流派治疗的优势病种之一，推拿治疗可有较好的效果，但需诊断明确，排除其他疾病所致发热。此外，还需警惕小儿高热惊厥，发热患儿就诊时，需仔细询问病史，如既往有惊厥和癫痫病史者，推拿治疗的同时需慎重处理，并积极配合其他治疗，以免因体温过高，诱发既往疾病。

第三节　咳　嗽

咳嗽是小儿常见的一种肺系病症。一年四季均可发生，以冬、春二季发病率高。任何年龄小儿皆可发病，以婴幼儿为多见。

有关小儿咳嗽的记载，首见于《诸病源候论·小儿杂病诸候四·嗽候》："嗽者，由风寒伤于肺也。肺主气，候皮毛，而俞在于背。小儿解脱，风寒伤皮毛，故因从肺俞入伤肺，肺感微寒，即嗽也。"《活幼心书·咳嗽》指出："咳嗽者，固有数类，但分寒热虚实，随证疏解，初中时未有不因感冒而伤于肺。"都指出了咳嗽的病因多由外感引起，病位在肺。此外，肺脾虚弱则是咳嗽的主要内因。

一、中医常见辨证分型

1. 外感咳嗽

（1）风寒：咳嗽痰稀，鼻流清涕，舌苔薄白，脉浮紧，指纹蓝边红心。

（2）风热：咳嗽有痰，痰黄黏稠，鼻流黄涕，舌红，苔薄黄，脉浮数，指纹青紫。

2. 内伤咳嗽：久咳不止，干咳少痰，舌淡红，指纹青蓝。

二、诊断标准

参照 2016 年中国中医药出版社出版的全国中医药行业高等教育"十三五"规划教材《推拿学》。

（1）好发于冬春季节，常因气候骤变诱发。

（2）以咳嗽为主要症状。外感咳嗽兼发热、恶寒，多咳声频作，痰白清稀，恶寒无汗，或咳嗽不爽，痰少黏稠，口干多饮，苔薄黄，或咳少痰或咳嗽痰多，兼见食欲不振、神疲乏力等全身证候；咳嗽痰多，色黄难咳，发热口渴，烦躁不宁，大便干结，小便短少，舌质红，苔黄腻，脉滑数或指纹紫滞为痰热蕴肺之象；咳声重浊，痰多壅盛，色白而稀，苔白腻，脉滑或指纹淡红为痰湿咳嗽之象；咳声嘶哑，干咳少痰，舌红苔少，脉细数为阴虚燥咳之象；咳嗽日久，咳声低微，神倦好卧，舌淡苔薄，脉弱为肺脾气虚之象。

（3）合并细菌感染者血白细胞总数及中性粒细胞比例升高。需要测量患儿的体温，并进行心肺听诊检查、口腔及咽喉检查。必要时可做 X 线及病原学检查。

三、湘西刘氏小儿推拿治疗

1. 治疗原则：根据归经施治治则，咳嗽归属肺经，治疗从肺入手，外感咳嗽疏风解表，宣肺止咳，内伤咳嗽养肺止咳，健脾益气。

2. 辨证施治

（1）外感咳嗽

【治法】疏风解表，宣肺止咳。

【操作】常例开窍：开天门 24 次，推坎宫 24 次，推太阳 24 次，按总筋 24 次，分阴阳 24 次。

推五经：先清脾经 200 次，再补脾经 100 次，清肝经 250 次，清心经 150 次，清肺经 300 次，补肾经 100 次。

配穴：揉外劳宫 60 次，推三关 150 次，推胸法，推背法。捏脊 3~5 遍。

关窍：按肩井 2~3 次。

偏风寒者加掐二扇门、拿风池 4~5 次；偏风热者加清天河水、推大椎各 80 次；痰多而咳喘，加揉按天突、丰隆 60 次。

【解析】常例开窍，打开治疗之门，其中推坎宫、揉太阳又能疏风解表。推五经调理脏腑，根据归经施治治则，咳嗽归属肺经，外感咳嗽属实证，用五经配伍推治法调理脏腑，其中以重清肺经为主，达宣肺解表之功；清脾经祛湿，脾为后天之本，宜补不宜清，为防止清后伤脾，故清后加补脾经；小儿五脏特点为心常有余，肝常有余，宜清不宜补，在病理情况下，心肝对肺经的制约为损伤性制约，心易动火，肝易动风，故次清心经、肝经；肾为先天之本，宜补不宜清，故补肾经。配穴揉外劳、推三关加强解表之功，推胸法和推背法配伍宣肺止咳化痰；捏脊健脾益气，强壮身体，以提高机体免疫功能。按肩井关窍，关上治疗之门。

（2）内伤咳嗽

【治法】养肺止咳，健脾益气。

【操作】常例开窍：开天门 24 次，推坎宫 24 次，推太阳 24 次，按总筋 24 次，分阴阳 24 次。

推五经：补脾经 250 次，清肝经 200 次，清心经 100 次，补肺经 300 次，补肾经 150 次。

配穴：推胸法 120 次，揉中脘 120 次，按揉足三里 100 次，推背法 120 次。捏脊 3~5 遍；

关窍：按肩井 2~3 次。

兼久咳气虚加捏脊，补肾经手次加倍；兼痰多喘咳，加揉按天突、定喘、创新、丰隆 80 次。

【解析】常例开窍，打开治疗之门。推五经调理脏腑，根据归经施治治则，咳嗽归属肺经，内伤咳嗽属虚证，用五经配伍推治法调理脏腑，其中重补脾经、肺经，健脾养肺。清肝经以防止肝旺而伤脾肺，补肾经以助脾肺。推胸法和推背法配伍宣肺止咳化痰，安中调中法；按揉足三里健脾胃、助运化，捏脊健脾益气，强壮身体，以提高机体免疫功能。按肩井关窍，关上治疗之门。

四、其他疗法

1.穴位贴敷：根据小儿咳嗽的特点，选取大椎、定喘、肺俞、脾俞、风门、肾俞、天突、膻中等穴位，应用止咳化痰、平喘中药贴进行贴敷；三伏天和三九天给小儿辨证贴敷三伏贴和三九贴。

2.刮痧疗法：急性期咳嗽可用刮痧板对背部的肺俞穴、天突穴、大椎穴等位置用从上到下的手法进行刮拭，每次5~10分钟。

3.灸法：外感风寒咳嗽可配合艾灸肺俞、风门、风池。

五、预防调护

（1）慎着衣，适寒热，防外感。

（2）少食辛辣香燥炙热食物及肥甘厚味，防内伤乳食。

（3）外邪未解之前，忌食油腻腥味，咳嗽未愈之前，忌食过咸、过酸食物。

按语：小儿推拿治疗外感咳嗽及内伤咳嗽疗效确切，外感咳嗽以祛邪为主，内伤咳嗽重在补肺、脾之气，同时，注意伴随症状的对症治疗。咳嗽是许多疾病的一个症状，久咳不愈或咳嗽甚者，需鉴别小儿百日咳、肺炎、小儿气管异物等，积极针对病因治疗，对于过敏原因引起的过敏性咳嗽可配合药物及避开过敏源效果更佳。

第四节　肺炎喘嗽

肺炎喘嗽是小儿肺部疾患中常见的一种病症，以发热咳嗽，气急鼻煽，痰涎上壅，甚则涕泪闭塞、张口抬肩、摇身撷肚为其临床主症。多继发于感冒、麻疹之后，或在其他疾病过程中，由于小儿正不胜邪，亦可并发或继发本病。本病四季均可发生，而以冬、春两季尤为常见。3岁以下婴幼儿更易发生，年龄愈小，其发病率越高，病情越重。

《素问·咳论篇》说："皮毛者，肺之合也，皮毛先受邪气，邪气以从其合也。"《素问·至真要大论篇》说："寒热咳喘……膨膨而喘咳，病本于肺。"《幼科金针·肺风痰喘》曰："小儿感冒风寒，入于肺经，遂发痰喘，喉间齁，咳嗽不得舒畅，喘急不止，面青潮热，啼哭惊乱，若不早治，则惊风立至矣，唯月内芽儿犯此，即肺风痰喘。"

本病外因责之外感风邪，内因责之于小儿形气未充，肺脏娇嫩，抵抗力差而发病。

一、中医常见辨证分型

临床上常将本病分为风寒闭肺证、风热闭肺证、痰热壅肺证三型。

1. 风寒闭肺证：恶寒发热，无汗不渴，咳嗽气急，痰稀色白，舌淡红，苔薄白，脉浮紧。

2. 风热闭肺证：高热，咳嗽，气喘兼有风热表证。

3. 痰热壅肺证：壮热烦躁，喉间痰鸣，痰稠色黄，气促喘憋，鼻翼煽动，或口唇青紫，舌红，苔黄腻，脉滑数。

二、诊断标准

参照 2008 年中华中医药学会儿科分会制定的《小儿肺炎喘嗽中医诊疗指南》。

1. 临床表现：气喘，咳嗽，咯痰，痰鸣，发热，肺部闻及中、细湿啰音。

2. 实验室及特殊检查

（1）X 线全胸片显示小片状、斑片状阴影，也可出现不均匀的大片状阴影，或为肺纹理增多、紊乱，肺部透亮度增强或降低。

（2）病原学检查之细菌培养、病毒学检查等可获得相应的病原学诊断。

（3）血常规检查提示细菌性肺炎，白细胞总数可升高，中性粒细胞增多；病毒性肺炎，白细胞总数正常或偏低。

三、湘西刘氏小儿推拿治疗

1. 治疗原则：根据归经施治治则，肺炎喘嗽归属肺经，治疗从肺入手，其治疗应分标本虚实，实则治标为主，以宣肺开闭、化痰平喘为基本法则。开肺以恢复肺气宣发肃降功能为要务，宣肃如常则咳喘自平。

2. 辨证施治

（1）风寒闭肺证

【治法】散寒解表，宣通肺气。

【手法处方】开天门，推坎宫，揉太阳，推耳后高骨，揉总筋，分推大横纹，推三关，清肺经，分推肩胛骨，分推膻中，揉乳旁、乳根，搓胁肋，揉一窝风。

（2）风热闭肺证

【治法】清热宣肺，化痰定喘。

【操作】常例开窍：开天门、推坎宫、推太阳、按总筋、分阴阳各24次。

推五经：采用"清四补一"法，以清肺经为主。清脾经300次，再补脾经150次，清肝经350次，清心经400次，清肺经450~600次，补肾经200次。

配穴：清大肠150次，清后溪120次，推六腑150次，水底捞明月、推天河水、打马过天河、开璇玑、推胸法，调中安中法120次，推背法。

关窍：按肩井2~3次。

若热盛不退，加推脊、掐大椎；喘甚痰多加揉丰隆、创新、定喘；若便秘加推下七节。

【解析】常例开窍。推五经调理脏腑，根据归经施治治则，肺炎喘嗽归属肺经，风热闭肺属外感实证，推五经用"清四补一"法，既清实热，又能补阴液，重清肺经宣肺气，降气平喘，清脾经以清热化痰，脾为后天之本，宜补不宜清，为防止清后伤脾，故清后加补脾经；小儿五脏特点为心常有余，肝常有余，宜清不宜补，在病理情况下，心肝对肺经的制约为损伤性制约，心易动火，肝易动风，故次清心经、肝经；肾为先天之本，宜补不宜清，故补肾经。配穴清后溪、大肠，通利二便以泻火；水底捞明月、推天河水、打马过天河、推六腑大凉清热泻火；推胸法、开璇玑、推背法宽胸宣肺，降气平喘；调中安中法调理脾胃。

（3）痰热壅肺证

【治法】清热化痰，肃肺止咳。

【手法处方】清天河水，退六腑，推脊，揉丰隆，开天门，推坎宫，分推大横纹，揉总筋，揉肺俞、脾俞，分推肩胛骨，揉乳根、乳旁，按弦走搓摩。

四、预防调护

（1）搞好卫生，保持室内空气新鲜；饮食宜清淡、富有营养，多喂服温开水；加强体育锻炼，增强体质，防止感冒。

（2）气候冷暖不调时，随时增减衣服，感冒流行期间勿去公共场所，防止感受外邪。

（3）病邪在表者，取微汗，易受凉，忌用凉水擦拭及冰袋冷敷。

（4）呼吸急促时，应保持气道通畅，并及时吸痰；对于重症肺炎患儿要加强巡视，密切观察病情变化。

（5）推拿治疗小儿支气管肺炎，对轻症及后期余邪未尽有一定的作用，但小儿肺炎起病急，变化快，必须随时观察病情变化。对重症肺炎必须采取中西医综合治疗的方法，以防变症，一旦有变症趋势，要及时采取措施进行抢救。推拿可以配合应用，以起到辅助治疗的作用。

按语：小儿推拿对肺炎喘嗽主要是辅助治疗，临床以针对该病早期及恢复期的干预为主，或配合中药，推、药结合治疗可收获良效。

第五节 哮 喘

哮喘是小儿时期常见的肺系疾病，临床以发作性的哮鸣气促、呼气延长为特征，俗称"齁喘"。哮指声响言，喘指气息言，哮必兼喘，故通称哮喘。

本病在春、冬两季发病率较高，常反复发作，每因气候骤变而诱发，以夜间和清晨居多。病程越长，对患儿机体的影响则越大。随着小儿生长发育渐臻完善，发作可逐步减少，直至痊愈。

《素问·至真要大论篇》："诸气膹郁，皆属于肺。"哮喘乃肺气膹郁喘急、痞闷之证。小儿由于将息失慎，寒温失调，外感风寒、温热时邪，郁于肺卫，滞于肺络，如失表散，风痰不化，日久则结成顽痰，发为哮喘，正如《临证指南医案》言："哮证，亦由初感外邪，失于表散，邪伏于里，留于肺俞，故频发频止，淹缠岁月。"或因感冒风寒，过食酸咸，邪气不散，津不化气，致令生痰而哮喘，如《杂病源流犀烛》曰："哮证大都感于幼稚之时，客犯盐醋，渗透气脘，一遇风寒，便窒塞道路，气息急促。"或因风寒咳嗽，用药不当，施用酸涩收敛过早，致肺气不宣，痰液内结而成，故《医门法律》曰："凡邪盛咳频，断不可用劫涩药。"或堕入水中，水入口鼻，传之于肺，肺气受呛所致，亦如《医学入门》所说："水哮声，因幼时被水停蓄于肺为痰。"以上诸因哮喘，如经治疗，症虽暂缓，但病根未除，若遇风寒外侵，湿热内郁，痰火上攻，触动老痰，病即复发。《证因脉治》曰："哮病之因，痰饮留伏，结成窠臼，潜伏于内，偶有七情之犯，饮食之伤，或外有时令之风寒，束其肌表，则哮喘之证作矣。"患儿常因咳喘哮鸣，呼吸困难，颈脉怒张，而致烦躁不安，不能倚席平卧。此病往往阵发，尤以夜间发者为多。

一、中医常见辨证分型

（一）发作期

1.寒性哮喘：咳喘气促，喉中吼鸣，痰稀有泡沫，舌苔薄白而腻，脉弦浮。

2. 热性哮喘： 咳嗽气促，喉中哮鸣，痰稠色黄，难以咯出，唇红口干，便干溲黄，舌边绛红，苔薄黄腻，脉弦数。

（二）缓解期

1. 肺脾两虚证： 面色苍白，形体消瘦，自汗畏冷，短气喘促，动则愈甚，纳差，便稀，舌淡，苔厚白，脉沉无力。

2. 肾不纳气证： 面色晦淡，肢冷，神疲，动则气喘，舌淡少苔，脉沉细无力。

二、诊断标准

参照 2016 年中华医学会儿科学分会制定的《儿童支气管哮喘诊断与防治指南》。

哮喘的诊断主要依据呼吸道症状、体征及肺功能检查，证实存在可变的呼气气流受限，并排除可引起相关症状的其他疾病。

（1）反复喘息、咳嗽、气促、胸闷，多与接触变应原、冷空气，物理、化学性刺激，呼吸道感染，运动以及过度通气（如大笑和哭闹）等有关，常在夜间和（或）凌晨发作或加剧。

（2）发作时双肺可闻及散在或弥漫性以呼气相为主的哮鸣音，呼气相延长。

（3）上述症状和体征经抗哮喘治疗有效，或自行缓解。

（4）除外其他疾病所引起的喘息、咳嗽、气促和胸闷。

（5）临床表现不典型者（如无明显喘息或哮鸣音），应至少具备以下 1 项。

①证实存在可逆性气流受限。

②支气管舒张试验阳性：吸入速效 β_2 受体激动剂（如沙丁胺醇压力定量气雾剂 200~400μg）后 15 分钟第 1 秒用力呼气量（FEV1）增加 $\geq$ 12%。

③抗炎治疗后肺通气功能改善：给予吸入糖皮质激素和（或）抗白三烯药物治疗 4~8 周，FEV1 增加 $\geq$ 12%。

④支气管激发试验阳性。

⑤最大呼气峰流量（PEF）日间变异率（连续监测 2 周）$\geq$ 13%。

符合第 1~4 条或第 4、5 条者，可诊断为哮喘。

三、湘西刘氏小儿推拿治疗

1. 治疗原则： 根据归经施治治则，哮喘归属肺经，治疗从肺入手，哮喘应坚持长期、规范、个体化的治疗原则，按发作期和缓解期分别施治。发作期当攻邪治标，分辨寒热虚实而随证施治。缓解期当扶正以治其本，以补肺固表、补脾益肾为主，调整脏腑功能，祛除生痰之因。

2. 辨证施治

（1）发作期

【治法】降气平喘，化痰止咳。

【操作】常例开窍：开天门、推坎宫、推太阳、按总筋、分阴阳各 24 次。

推五经：先清脾经 400 次，再补脾经 100 次，清肝经 350 次，清肺经 400 次。

配穴：开璇玑 100 次，揉创新、定喘、天突各 100 次，推胸法，揉乳旁、乳根各 100 次，推背法。

关窍：按肩井 2~3 次。

若偏热者加清天河水、清大肠；偏寒者加揉外劳；痰多者加揉丰隆。

【解析】常例开窍。推五经调理脏腑，根据归经施治治则，哮喘归属肺经，发作期属实证，五经配伍推治，重清肺经、脾经，以宣通肺气、化痰止咳；又因小儿生理特点为脾常不足，脾为后天之本，气血生化之源，脾属阴土，脾气常虚，脾阳常不足，清脾之后，亦应加补脾以调之；脾与肝关系密切，脾虚恐肝木乘脾，故补脾必清肝，脾实则土壅木郁，故清脾亦当清肝，且清肝经以防肝旺伤脾侮金。配穴揉天突，推胸法，揉乳旁、乳根，开璇玑，推背法宽胸宣肺，降气平喘，化痰止咳。按肩井关窍，关上治疗疾病之大门。

（2）缓解期

【治法】补益脾肺，固肾纳气。

【操作】开窍：开天门、推坎宫、推太阳、按总筋、分阴阳各 24 次。

推五经：补脾经 300 次，清肝经 250 次，补肺经 350 次，补肾经 400 次。

配穴：揉外劳宫 100 次，揉板门 120 次，调中安中法、揉丹田各 150 次，按揉足三里 120 次，推胸法，推背法，捏脊 5 遍。

关窍：按肩井 3~5 次。

【解析】常例开窍。推五经调理脏腑，根据归经施治治则，哮喘归属肺经，缓解期属虚证，五经配伍推治，重在补肾、肺、脾三经治其本，断其伏痰；清肝经以防肝旺乘脾侮肺。配穴推胸法、推背法宽胸理气，宣肺化痰；调中安中法、揉板门、按揉足三里、捏脊健脾化湿；揉丹田、外劳温补阳气。按肩井关窍，关上治疗疾病之大门。

四、预防调护

（1）起居有常，寒温调适，防止感冒。

（2）饮食有节，宜食清淡，发物须忌。

（3）平素注意扶正强身，尤以补肺、健脾为宜。

按语： 推拿是治疗哮喘的重要辅助疗法，用于缓解期有扶正治本作用。发作期治疗除推拿外，应该根据中医辨证选用中药和针灸等多种方法综合治疗。哮喘多因禀赋不足，肺脾肾虚，外感风寒、风热邪气所致，小儿推拿能够很好地改善幼儿体质，增强免疫力，对预防哮喘的发生有较好的的作用。

第六节　口　疮

口疮是婴儿时期常见的口腔疾患，临床以口颊、舌边、上颚、齿龈等处发生溃疡为特征。如发生于嘴唇两侧者，称为"燕口疮"；满口糜烂，舌红作痛者，称"口糜"。二者均可包括在口腔疾病范围之内，其发病原因和治疗方法与口疮基本相同。

本证在临床上有实证和虚证的区别。但小儿口疮临床以实证为多，虚证则较为少见。

《素问·至真要大论篇》说："火气内发，上为口糜。"《素问·气交变大论篇》说："岁金不及，炎火乃行，民病口疮。"这说明口疮、口糜都是火热所致。小儿由于将养失宜，衣被过暖，热从内生；或因过食辛辣香燥动火食物，热毒积于肠胃，蕴于心脾，积热上冲，蒸发于口舌，发为口疮、口糜；或因体质虚弱，胃阴不足；或因汤水过热，烫伤口腔黏膜；或因食物坚硬，刺伤口腔，兼之外受邪毒侵犯，都可发生本病。

一、中医常见辨证分型

1.实证： 唇、颊、上颚黏膜、齿龈、舌面等处溃疡，糜烂程度重，或伴发热，脉浮数。

2.虚证： 病程长，舌质红，苔少，脉细数及口疮疼痛不甚。

二、诊断标准

参照 2021 年版《中医儿科临床诊疗指南·小儿口疮》。

1. 诱发因素：喂养不当、过食辛辣厚味、口腔损伤、急性感染、久病、久泻等是较常见的诱发因素。

2. 临床表现：口腔局部疼痛或不适，不欲或拒进饮食，可伴发热、咽痛，婴儿则常表现为啼哭烦躁、流涎；口腔黏膜（两颊、上腭、口唇、口角、牙龈、舌体等处）出现淡黄色或灰白色溃疡，一般呈圆形或椭圆形，大小、深浅不一，或见疱疹，或见溃疡，或周围红晕，数目不等，甚则满口。

3. 实验室检查：血常规检查白细胞总数及中性粒细胞比例升高提示细菌感染；白细胞总数正常或降低，中性粒细胞比例降低，淋巴细胞比例升高则通常提示病毒感染。

三、湘西刘氏小儿推拿治疗

1. 治疗原则：根据归经施治治则，口疮归属脾经，治疗从脾入手，其实证治以清热解毒，清心泻脾，虚证治以滋阴降火，引火归原。

2. 辨证施治

（1）实证

【治法】泻心清脾。

【操作】开窍：开天门、推坎宫、推太阳、按总筋、分阴阳各 24 次。

推五经：先清脾经 350 次，再补脾经 100 次，清肝经 300 次，清心经 400次，补肺经 150 次，补肾经 200 次。

配穴：清大肠 200 次，推六腑 90 次，推三关 30 次，水底捞明月、推天河水、推后溪各 120 次。

关窍：按肩井 2~3 次。

若大便干结不通，加推下七节；兼见食欲减少、腹胀者加消食导滞法，捏脊，掐四横纹。

【解析】常例开窍。推五经调理脏腑，根据归经施治治则，口疮归属脾经，用五经配伍推治法调理脏腑，其中实证，清心、脾二经泻心清脾为主，次清肝经助清热之功，又能防止肝旺乘脾土；补脾、肺、肾三经补阴液而治未病。配穴清大肠、推后溪，通利二便以泻火；推六腑、水底捞明月、推天河水性凉清实热，配推三关以防过凉伤正。按肩井关窍，关上治疗疾病之大门。

（2）虚证

【治法】滋阴降火。

【操作】开窍：开天门、推坎宫、推太阳、按总筋、分阴阳各 24 次。

推五经：先清脾经 200 次，再补脾经 100 次，清肝经 200 次，清心经 150 次，补肺经 150 次，补肾经 350 次。

配穴：揉二马 120 次，清后溪 100 次，揉按涌泉 120 次。

关窍：按肩井 2~3 次。

【解析】常例开窍。推五经调理脏腑，根据归经施治治则，口疮归属脾经，用五经配伍推治法调理脏腑，其中口疮虚证推五经以补肾经为主法，配揉二马为补肾滋阴之要法；脾为后天之本，气血津液生化之源，故补脾经健脾助运以生津液，清脾经以除虚热；清肝经、清心经清心除烦；补肺经以防肝旺伤肺经。配以按揉涌泉引火下行。按肩井关窍，关上治疗疾病之大门。

鹅口疮可参照口疮辨证推治。

四、其他疗法

1. 口服方剂

（1）仙鹤草 30g，1 日 1 剂，分多次口服。

（2）板蓝根或大青叶 15~30g 煎服，1 日 1 剂，多次服。亦可服板蓝根冲剂。

2. 局部外用药物

（1）百草霜、橄榄炭各等份，研成细末，撒患处，每日 3 次。

（2）野蔷薇花露，搽患处，每日 3~4 次。

五、预防调护

（1）哺乳期母亲不宜过食辛辣香燥之品。

（2）注意保持小儿口腔清洁，防止口腔黏膜破损。

（3）餐具应煮沸消毒，避免感染。

（4）体质虚弱的小儿应注意营养及护理。

按语： 小儿脏腑娇嫩，形气未充，故用推拿手法不宜过重，如用药，则量不宜过大，过大妨碍胃气，要始终顾护胃气。临床表明，推拿治疗口疮，只要取穴正确，运用得当，即可在短时间内获得显著疗效，且容易被医者和患儿接受，不良反应小，值得推广使用。

第七节 厌 食

厌食是小儿常见病症之一，以较长时期厌恶进食、食量减少为主要临床特征。一年四季均可发病，但夏季暑湿当令之时，可使症状加重。

中医古代文献中无小儿厌食的病名，《赤水玄珠全集》曰："不能食者，由脾胃馁弱，或病后而脾胃之气未复，或痰客中焦，以故不思食，非心下痞满而恶食也。"文献所载"不思食""不嗜食""不饥不纳""恶食"等病证表现与本病相似。本病的主要原因，由于平素饮食不节，或因喂养不当以及长期偏食等情况，损伤脾胃正常的运化功能，从而产生见食不贪，病变脏腑主要在脾胃。

一、中医常见辨证分型

根据其病因病机表现，本病大致分为脾失健运证、脾胃积热证、脾胃虚寒证三型。

1. 脾失健运证：面色少华，不思饮食，形体偏瘦，精神状态一般无特殊异常，大、小便均基本正常，舌苔白或微腻，脉尚有力或指纹淡红。

2. 脾胃积热证：厌食或拒食，形体偏瘦，精神尚好，口干多饮，大便多干结，口唇干红，舌质红，苔薄黄或无苔少津，脉细数或指纹深红。

3. 脾胃虚寒证：精神较差，面色萎黄不华，稍进食即大便中夹有不消化残渣，或大便不成形，舌质淡，苔薄白，脉细弱或指纹淡红。

二、诊断标准

参照2021年广东省中医药学会小儿推拿专业委员会制定的《推拿治疗儿童厌食症循证临床实践指南》。

以纳呆，甚则拒食为主症，面色少华，形体偏瘦，但精神尚好，活动如常；病程在1个月以上；有喂养不当、饮食失节或病后失调史；排除各种疾病、药物引起的食欲不振。

三、湘西刘氏小儿推拿治疗

1. 治疗原则：厌食病位在脾胃，治疗以运脾开胃为原则。根据其病因病机表现，本病大致分为脾失健运、脾胃积热、脾胃虚寒三型，分别以和脾助运，清热养阴、健脾益气，温中散寒、健脾益气为治则。

2. 辨证施治

（1）脾失健运证

【治法】和脾助运。

【操作】常例开窍：开天门、推坎宫、推太阳、按总筋、分阴阳各 24 次。

推五经：补脾经 300 次，清肝经 250 次，补肺经 150 次，补肾经 200 次。

配穴：运水入土 20 次，掐揉四横纹 5 遍，揉中脘（调中法）、按揉足三里各 100 次，捏脊 5~8 遍。

关窍：按肩井 2~3 次。

【解析】常例开窍，以打开治疗之门。推五经以调理脏腑，以补脾经为主，和脾助运；小儿肝有余，肝木克脾土，故清肝经疏肝理脾以助脾运，防止肝旺乘脾土；补肺、肾二经以益气健脾，加强健脾助运之功。配穴掐揉四横纹、揉中脘（调中法）、运水入土、按揉足三里加强和脾助运之效，以增进饮食；捏脊调理脏腑，健脾助运。按肩井关窍，关闭治疗之门。

（2）脾胃积热证

【治法】清热养阴，健脾益气。

【操作】常例开窍：开天门、推坎宫、推太阳、按总筋、分阴阳各 24 次。

推五经：先清脾经 400 次，再补脾经 200 次，清肝经 300 次，清心经 200 次，补肺经 150 次，补肾经 350 次。

配穴：清大肠 150 次，推六腑 120 次，揉按足三里 100 次，掐揉四横纹 4~5 遍，运土入水 20 次，揉中脘、肚脐各 100 次，捏脊 5~8 遍。

关窍：按肩井 2~3 次。

若兼便干结加推下七节 100 次，揉龟尾 60 次；兼见久热不退加揉按涌泉 60 次。

【解析】常例开窍，以打开治疗之门。推五经以清脾经为主，达清脾胃积热之效，小儿脾常不足，脾经宜清后加补以补脾健中，以防清太过伤正而调之；清肝、心二经，以助清脾胃之热；补肺、肾二经，益气养阴而助脾胃。配穴清大肠、推六腑、运土入水清热养阴；配合掐揉四横纹，揉中脘、肚脐，捏脊、揉按足三里加强清热养阴、健脾益气之功。按肩井关窍，关闭治疗之门。

（3）脾胃虚寒证

【治法】温中散寒，健脾益气。

【操作】常例开窍：开天门、推坎宫、推太阳、按总筋、分阴阳各 24 次。

推五经：补脾经 400 次，补心经 150 次，清心经 80 次，清肝经 100 次，补肺经 200 次，补肾经 100 次。

配穴：揉外劳宫 200 次，掐四横纹 4~5 遍，按揉足三里 60 次，揉中脘 200 次，摩腹 100 次，揉脐 100 次，揉丹田 200 次，揉龟尾 80 次，捏脊 5~8 遍。

关窍：按肩井 2~3 次。

【解析】常例开窍，打开治疗之门。推五经以补脾经为主，达温中散寒、健脾益气之效；肝木克脾土，清肝经以疏肝理脾，防肝旺乘脾；心火为脾土之母，补心经以助脾阳，小儿心常有余，心经补后加清，以防伤正；补肺、肾二经益气温阳，助脾温化。配穴之揉外劳宫，掐四横纹，揉中脘、肚脐、丹田、摩腹以加强温中散寒、健脾益气之功；揉龟尾、捏脊调理脏腑，健脾助运。按肩井关窍，关闭治疗之门。

四、预防调护

（1）掌握正确的喂养方法，饮食起居按时、有度，饭前勿食糖果饮料，夏季勿贪凉饮冷。

（2）根据不同年龄给予富含营养、易于消化、品种多样的食品。出现食欲不振症状时，要及时查明原因，采取针对性治疗措施。

（3）对病后胃气刚刚恢复者，要逐渐增加饮食，切勿暴饮暴食而致脾胃复伤。

（4）纠正不良饮食习惯，做到"乳贵有时，食贵有节"，定时进食，建立规律性的生活制度。

按语：厌食是湘西刘氏小儿推拿流派优势病种之一，治疗重在调脏腑，如辨证准确、尽早干预，临床疗效较好。目前西医治疗厌食以助消化、微生态制剂、微量元素等对症治疗为主，其治疗手段单一、药物不良反应大。中医学在诊断和治疗小儿厌食症方面优势明显，多能取得显著疗效。

第八节　小儿脑性瘫痪

脑性瘫痪，简称脑瘫，主要表现为运动障碍及姿势异常。随着新生儿急救医学的发展，早产儿、低出生体重儿存活率越来越高，加之社会、环境等因素的变化，世界范围内脑瘫的发病率有上升的趋势。有研究资料显示，国外脑瘫患病率为 2‰~3‰，我国脑瘫发病率为 2‰~2.8‰，国内外报道小儿脑性瘫痪中并发智力障碍的发病率为 60%~75%。

本病的病因主要是小儿先天不足及后天失养，脾肾亏虚，肢体及脑失于濡养，故见五迟、五软、五硬等表现；脾虚肝旺，肾虚水不涵木，或者外感温热毒邪，肝脏易于亢进，故见肢体抽搐，挛缩，僵硬等；病程较久，脏腑亏虚，痰瘀互结，阻滞于肢体经络，导致病情虚实夹杂，迁延难愈。

一、中医常见辨证分型

1. 肝肾亏虚证： 关节活动不利，伴筋脉拘急，手足心热，潮热盗汗，舌淡红，苔白，脉微细，指纹淡。

2. 心脾两虚证： 发稀萎黄，四肢萎软，肌肉松弛，面色苍白无华，喜流涎，舌淡胖，苔少，脉细弱，指纹淡。

3. 痰瘀阻滞证： 关节强硬，屈伸不利，喉间痰鸣，舌质紫暗或舌体胖，苔腻，脉沉涩或滑，指纹暗滞。

二、诊断标准

参照 2022 年中国康复医学会儿童康复专业委员会制定的《中国脑性瘫痪康复指南》。

（1）中枢性运动障碍持续存在。

（2）运动和姿势发育异常。

（3）肌张力及肌力异常。

（4）反射发育异常。

（5）有引起脑瘫的病因学依据（早产、低出生体质量、缺氧缺血性脑病、胆红素脑病和宫内感染等）。

（6）颅脑磁共振影像学（MRI）帮助诊断。

三、湘西刘氏小儿推拿治疗

1. 治疗原则： 疏通经络，补益肝肾，调和阴阳，醒脑益智。

2. 辨证施治

（1）肝肾亏虚证

【治法】补益肝肾。

【操作】常例开窍：开天门 24 次，推坎宫 24 次，推太阳 24 次，按总筋 24 次，分阴阳 24 次。

推五经：补脾经 200 次，清肝经 50 次，清心经 100 次，补肺经 100 次，补肾经 400 次。

配穴：揉按肝俞、肾俞、关元各 100 次，搓擦涌泉 100 次，捏脊 10 次。

关窍：按肩井 2~3 次。

【解析】常例开窍，打开治疗之门。推五经以补肾经为主，补肾经可补肾益脑，脾为后天之本，脾肾相资，补益脾经能补脾滋肾，肺经为脾土之子，肾水之母，补肺经能补益肺气，益气扶弱，辅助补益脾肾，肝肾亏虚以补益肝、肾为主，肝不宜直接补，以补肾代之，小儿心、肝常有余，故应清心、肝两经。揉按肝俞、肾俞、关元，搓擦涌泉以调理肝肾。捏脊能调理脏腑，增强抵抗力。按肩井关窍，关上治疗之门。

（2）心脾两虚证

【治法】补益心脾。

【操作】常例开窍：开天门 24 次，推坎宫 24 次，推太阳 24 次，按总筋 24 次，分阴阳 24 次。

推五经：补脾经 400 次，清肝经 150 次，补心经 100 次，清心经 50 次，补肺经 150 次，补肾经 200 次。

配穴：推三关 90 次，推六腑 30 次，推揉脾俞、心俞各 100 次。

关窍：按肩井 2~3 次。

【解析】常例开窍，打开治疗之门。推五经调理脏腑，心、脾两经，以补脾益气助运为主，小儿心常有余，宜补后加清；小儿肝有余，防肝旺乘脾，故清肝经以运脾；肺常不足，加补肺经以固肺益气；肾为后天之本，补肾经以补肾益精。配穴推三关以温养气血，推六腑以防温燥太过，推揉脾俞、心俞补益心脾。按肩井关窍，关上治疗之门。

（3）痰瘀阻滞证

【治法】化痰通络。

【操作】常例开窍：开天门 24 次，推坎宫 24 次，推太阳 24 次，按总筋 24 次，分阴阳 24 次。

推五经：补脾经 300 次，清肝经 150 次，补肺经 250 次，补肾经 300 次。

配穴：揉精灵 5 次，揉板门 100 次，运外八卦 50 次，揉按足三里 60 次，揉中脘 90 次，捏脊 10 遍。

关窍：按肩井 2~3 次。

【解析】常例开窍，打开治疗之门。五经配伍调理脏腑，痰瘀阻络型小儿脑瘫重补脾经、肾经。配穴揉精灵镇静安神，揉板门、运外八卦健脾行气化痰，揉按足三里、揉中脘、捏脊以补益后天，调理脾胃，祛湿化痰。按肩井关窍，关上治疗之门。

附：

舒筋活络推拿 上肢：用拿揉法和㨰法施术于上臂及前臂，然后点揉肩髃、肩髎、肩贞、曲池、手三里、内关及合谷等穴，最后搓捻、拔伸手指。有肌肉痉挛或关节强直者，可牵拉肩关节及屈伸肘关节。背腰部：捏脊3~4遍。下肢：用拿揉法或㨰法施术于大腿前后侧及小腿后侧，点按环跳、秩边、承扶、殷门、委中、昆仑、太溪等穴位。对于"剪刀步态""马蹄足"等关节畸形者，配合做"分髋""屈髋屈膝""压足弓"等被动运动以松解关节强直及肌肉痉挛。

智力障碍推拿 掐揉百会100次、四神聪100次、印堂100次，掐精灵5次，掐老龙5次。

四、预防调护

（1）脑瘫患儿均要配合舒筋活络推拿，有智力障碍者要进行智力障碍推拿。

（2）脑瘫患儿体质偏虚，要注意避风寒，防止外感。

（3）饮食宜清淡，富有营养，不宜进食难以消化食物。

按语： 推拿对治疗脑瘫有一定的疗效，尤其适用于6岁以下的患儿。脑瘫患儿普遍较正常儿童体质差，湘西刘氏小儿推拿流派通过五经配伍，调理五脏，整体调节，在增强脑瘫患儿体质、增进食欲、降低肌张力等方面疗效突出。小儿脑瘫治疗年龄越小，效果越好。同时需配合功能训练、针灸及心理疗法等。

第五篇

五官科疾病

第一节　近　视

近视是指人眼在调节放松状态下，眼球前后径过长、屈光不正、眼睫状肌痉挛等原因，平行光线经眼球屈光系统后聚焦在视网膜之前形成的以视近物清晰、视远物模糊为主要表现的内障类眼病。可分为假性近视和真性近视；按轻重程度又可分为轻度、中度和高度近视等。近视多发生于青少年，属中医眼科"能近怯远"范畴。

一、中医常见辨证分型

1. 肝肾亏虚证：能近怯远，视物易疲劳，伴头晕，耳鸣，腰膝酸软，少寐多梦，舌质淡，脉细弱或弦细。

2. 脾胃虚弱证：视近物清晰，视远物模糊，伴神疲乏力，面色少华，舌淡，苔白，脉细弱。

3. 心阳不足证：视近物清晰，视远物模糊，视物易疲劳，神倦，心悸，面色苍白，舌质淡，脉细弱。

二、诊断标准

参照2020年人民卫生出版社出版的"十二五"普通高等教育本科国家级规划教材《推拿治疗学》。

凡近视力正常，远视力明显减退，或5.0对数视力表检查低于1.0，并用凹透镜能加以矫正的，即可诊断为近视。按病情程度又可分为轻度近视（屈光指数3.00D以内）、中度近视（屈光指数3.00D~6.00D）和高度近视（屈光指数6.00D以上）。

三、推拿治疗

1. 基本治法

（1）治疗原则：补养精血，通络明目。

（2）推拿手法：一指禅推法、揉法、抹法、按法、拿法等。

（3）取穴与部位：天门、坎宫、翳风、睛明、攒竹、鱼腰、瞳子髎、承泣、阳白、印堂、四白、太阳、风池及眼眶局部等。

（4）操作方法：①患者取仰卧位，医者站立或坐于患者头前方，开天门50

次，推坎宫50次（图5-1），揉太阳100次（图5-2）；按揉风池、翳风，每穴1分钟；一指禅推眼眶周围3~5遍，并从内向外抹眼眶5~8遍，拿睛明10~15次（图5-3），点按攒竹、鱼腰、瞳子髎、承泣、四白、印堂、阳白、太阳等穴，每穴1分钟；熨眼2分钟。

②患者取坐位，医者立于患者左后侧，拿风池5~10次，按揉天柱骨5~10遍，自上而下拿头部五经、颈项、肩井、双侧上肢各3~5遍。

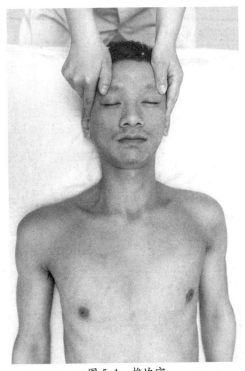

图5-1 推坎宫

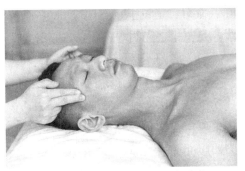

图5-2 揉太阳

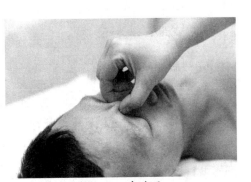

图5-3 拿睛明

2.随证加减

（1）肝肾亏虚证

治法：滋补肝肾，益精明目。

推拿手法：一指禅推法、揉法、按法、捏法、擦法等。

取穴与部位：在基本治法基础上，加丹田、肝俞、肾俞、足三里、光明、八髎、涌泉，腹部、脐。

操作方法：在基本治法基础上，摩腹2分钟，揉脐及丹田2分钟，捏脊3~5遍，点按肝俞、肾俞、足三里、光明等穴，每穴1分钟；擦肝俞、肾俞、八髎，以透热为度；推涌泉 1 分钟。

（2）脾胃虚弱证

治法：健脾益气，通络明目。

推拿手法：一指禅推法、摩法、揉法、按法、捏法等。

取穴与部位：在基本治法基础上，加膻中、中脘、血海、足三里、三阴交、膈俞、脾俞、胃俞、光明，腹部、腰骶部。

操作方法：在基本治法基础上，摩腹 3 分钟，振腹 2 分钟；按揉膻中、中脘、血海、足三里、三阴交，每穴 1 分钟；捏脊 3~5 遍，点按膈俞、脾俞、胃俞、足三里、光明等穴，每穴 1 分钟；横擦腰骶部，以透热为度。

（3）心阳不足证

治法：补益心气，通络明目。

推拿手法：一指禅推法、摩法、按法、揉法、擦法等。

取穴与部位：在基本治法基础上，加膻中、心俞、膈俞、神门、内关、至阳，腹部、腰骶部。

操作方法：在基本治法基础上，按揉膻中、神门、内关穴，每穴 1 分钟，摩腹 3 分钟；捏脊 3~5 遍，按揉心俞、膈俞，每穴约 1 分钟；擦心俞、至阳、膈俞及腰骶部，以透热为度。

四、其他疗法

1.普通针刺：主穴取睛明、合谷、养老、上星、风池、四白等。肝肾亏虚加肝俞、肾俞、太冲、太溪补益肝肾，养精明目；脾虚气弱加脾俞、胃俞、足三里、三阴交补中益气，养血明目；心阳不足加心俞、膈俞、内关、神门温补心阳，安神明目。针刺得气后留针 20~30 分钟。

2.中药汤剂

（1）心阳不足证：通常用定志丸加减治疗。

（2）气血不足证：用当归补血汤或者八陈汤加减进行治疗。

（3）肝肾两亏证：常用杞菊地黄丸加减进行治疗，或者用十全明目片。

3.耳针：常选眼、目1、目2、肝、脾、心、肾、内分泌、神门等穴，或在耳穴找寻压痛点，用王不留行籽压穴，每天自行按摩以上穴位 2~3 次。

4.西医治疗：验光配镜法，通过佩戴不同度数的眼镜进行视力矫正。药物治疗方面，阿托品作为较早用于控制近视的药物，以及手术矫正。

五、预防调护

（1）养成良好的用眼习惯，减少看手机、看电脑、看电视等时间。

（2）定期检查视力。

（3）加强体育锻炼，增强体质。

（4）做好护眼操。

（5）多吃含有蛋白质、脂肪、钙、磷等物质的食物，平衡膳食，保证营养素的供给量。

按语：推拿方法治疗本病疗效确切，不仅可治疗假性近视，对真性近视也有一定效果。对于青少年儿童因过用目力或用眼不卫生，如长时间用眼、环境光线太暗、目标太近、车上看书等，使视力疲劳，睫状肌长期处于痉挛状态，导致晶状体也持续处于过凸状态，而出现暂时性屈光过强的假性近视，效果尤佳。推拿手法必须每天坚持使用，时刻保证脏腑健康、经络通畅，使气血能够及时充足地运至双眼，这样就能控制近视的恶化，并进一步改善视力，预防近视。

第二节　鼻窦炎

鼻窦炎是以鼻流浊涕，如泉下渗，量多不止为主要特征的病症。临床常伴有头痛、鼻塞、嗅觉减退，久者虚眩不已等。中医学称之为"鼻渊"。好发于小儿和青年，且以春、夏两季多见。

一、中医常见辨证分型

依据症状及四诊合参分为实证和虚证两大类。

（一）实证

1.肺经风热证：涕黄或黏白而量多，间歇或持续鼻塞，嗅觉减退，鼻内肌膜红肿，眉间及额部有叩击痛或压痛。全身症状可见发热恶寒，头痛，胸闷，咳嗽，痰多，舌质红，苔微黄，脉浮数。

2.胆腑郁热证：涕黄浊黏稠如脓样，量多，有臭味，嗅觉差，头痛剧烈。全身症状兼有发热，口苦，咽干，目眩，耳鸣耳聋，寐少梦多，急躁易怒，舌质红，苔黄，脉弦数。检查可见鼻黏膜肿胀，眉间及额部叩击痛与压痛明显。

3. 脾胃湿热证：涕黄浊而量多，鼻塞重而持续，嗅觉消失。全身症状可见头晕，头痛剧烈，体倦，脘腹胀闷，食欲不振，小便黄，舌质红，苔黄腻，脉濡或滑数。检查可见鼻腔内红肿，尤以肿胀更甚。

（二）虚证

1. 肺气虚寒证：鼻涕白黏，鼻塞或轻或重，遇风、冷天气，以上症状加重。全身症状可见头昏脑涨，形寒肢冷，气短乏力，咳嗽痰多，舌质淡白，苔薄白，脉缓弱。检查可见鼻内肌膜淡红、肿胀，鼻甲肥大。

2. 脾气虚弱证：涕白黏稠，量较多而无臭味，鼻塞较重，嗅觉减退。全身症状可见肢困乏力，食少腹胀，便溏，面色萎黄，舌质淡，苔薄白，脉微弱。检查可见鼻内肌膜淡红或红，肿胀明显。

二、诊断标准

参照 2018 年中华医学会耳鼻咽喉头颈外科学分会制定的《中国慢性鼻窦炎诊断和治疗指南》。

1. 症状

（1）主要症状：鼻塞，黏性或黏脓性鼻涕。

（2）次要症状：头面部胀痛，嗅觉减退或丧失。

诊断时以上述两种或两种以上相关症状为依据，其中主要症状中的鼻塞、黏性或黏脓性鼻涕必具其一。

2. 检查

（1）鼻内镜检查：来源于中鼻道、嗅裂的黏性或黏脓性分泌物，鼻黏膜充血、水肿或有息肉。

（2）影像学检查：鼻窦 CT 扫描可显示窦口鼻道复合体和（或）鼻窦黏膜炎性病变。MRI 对不同类型慢性鼻—鼻窦炎的鉴别诊断具有一定意义。

（3）实验室检查：主要包括外周血、鼻腔分泌物和病理组织中的嗜酸粒细胞计数。

三、推拿治疗

1. 治疗原则：通利鼻窍。

2. 实证

（1）取穴与部位：睛明、迎香、印堂、太阳、合谷、风池、曲池、足三里，鼻旁。

（2）推拿手法：推、点、按、揉、摩法。

（3）操作方法：患者取坐位或仰卧位，用推法从睛明开始，沿鼻旁至迎香，反复治疗，压力由轻至重，至面部肌肤微红，时间约2分钟（图5-4）。然后用拇指或中指的顶端或指腹点按、揉面部的迎香、印堂、太阳等穴，每穴约1分钟（图5-5）；点按合谷、曲池、风池、足三里等穴，以酸胀为度（图5-6）。

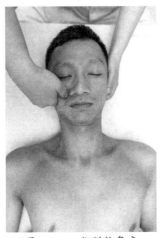

图5-4　一指禅推鼻旁

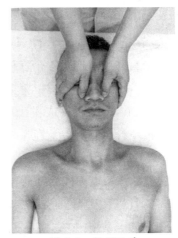

图5-5　按揉迎香

2. 虚证

（1）取穴与部位：迎香、百会、上星、合谷、通天、风池。

（2）推拿手法：点、按、揉、振法。

（3）操作方法：按、揉头面颈部的百会、上星、通天、迎香、风池等穴位，每穴操作1~2分钟，交替反复操作，同时配合点法、振法，增强治疗效果，最后按揉合谷穴2分钟。

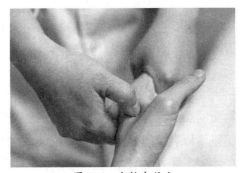

图5-6　点按合谷穴

3. 辨证加减

（1）肺经风热：点按肺俞1分钟，擦肺经，以热为度。

（2）胆腑郁热：搓胁肋部2分钟，点按肝俞、胆俞、膈俞穴，每穴约1分钟。

（3）脾胃湿热：加摩腹3分钟，点按脾俞、胃俞，每穴约1分钟。

（4）肺气虚寒：点按膻中、肺俞，每穴约1分钟，擦背部心肺区，以透热为度。

（5）脾气虚弱：点按脾俞、胃俞、足三里，每穴约1分钟，擦背部脾胃区，以透热为度。

四、其他疗法

1.普通针刺：选取迎香、印堂、通天、上星、合谷、曲池、肺俞等穴位，针刺得气后留针30分钟，1天1次，10次为1个疗程。

2.灸法：选取迎香、印堂、通天、上星、合谷、曲池、肺俞等穴位，行艾灸疗法，1天1次，10次为1个疗程。

3.耳针：取内鼻、外鼻、肾上腺、额、肺、大肠、脾、肾。每次选3~5穴，毫针浅留针20~30分钟；或埋针、王不留行籽贴压。

4.穴位注射：取合谷、迎香等穴，用当归注射液，每穴注入0.2~0.5ml，隔日1次。

5.穴位贴敷：取大椎、肺俞、膏肓、肾俞、膻中等穴。用白芥子30g，延胡索、细辛、甘遂、丁香、白芷各10g，研成粉末，用辣椒水调糊，涂纱布上，撒上适量肉桂粉，贴敷上穴，一般在上午贴，保留4小时以上。每周1次，连续3次。

6.中药汤剂：以苍耳子散（苍耳子10g、辛夷10g、白芷10g、川芎10g、黄芩10g、薄荷10g、川贝母10g、淡豆豉10g、菊花10g、甘草10g等）为主方，再根据相应的证型辨证加减使用相应的中药方剂治疗，每日1剂，7剂为1个疗程。

五、预防调护

（1）日常注意鼻腔清洁，保持鼻道通畅。戒除挖鼻之陋习，多做低头侧头运动，以利窦内涕液排出。

（2）坚持体育锻炼，适应外界对鼻黏膜的刺激，增强机体抵抗力，防止感冒等。

按语：鼻窦炎对工作、生活影响较大，可引起头昏脑涨、困倦淡漠、注意力不集中等，应及早治疗。推拿治疗鼻窦炎疗效显著，推拿后多数患者鼻通涕止，但鼻窦炎易于反复，故要根治须较长时间。推拿手法治疗本病，对鼻塞、流涕的症状尤为显著；推拿后，立刻用芳香消炎之中药（如苍耳散、川芎茶调散）外熏，能明显提高疗效。

第三节　颞颌关节紊乱症

颞颌关节紊乱症是一种以颞颌关节疼痛、酸胀不适、关节弹响和张口活动受限等为主要临床表现的综合征，具有慢性和反复发作的特点，又称"颊车骱痛""弹响颌"。多发于 20~40 岁青壮年，常为单侧发病。中医学又称为"颌痛""颊痛""口噤不开"等。

一、中医常见辨证分型

1. 寒湿痹阻证：开口不利，咀嚼受限，关节弹响，咀嚼时关节区疼痛，平时酸胀麻木不适，遇寒湿风冷症状加重，舌淡，苔薄白，脉弦略紧。

2. 肝肾不足证：开口不利，咀嚼障碍，关节区有弹响，关节区时有酸痛，头晕耳鸣，腰膝酸软，舌质红，脉细无力。

二、诊断标准

参照 2020 年人民卫生出版社出版的"十二五"普通高等教育本科国家级规划教材《推拿治疗学》。

以颞颌关节区疼痛、痉挛、张口受限、弹响等为诊断要点，结合 X 线摄片可明确无骨组织损伤。

三、推拿治疗

1. 治疗原则：舒筋通络，理筋整复。

2. 取穴与部位：颊车、下关、翳风、合谷，面颊部等。

3. 推拿手法：按、揉、挤压、一指禅推、擦等手法。

4. 操作方法

（1）松筋法：患者正坐或取仰卧位。先以指按揉面颊部约 2 分钟（图 5-7），以舒松关节周围肌肉，再以一指禅推颊车、下关、翳风，点揉合谷，约 3 分钟。

（2）调整法：医生两手拇指分别置于两侧颊车处，两手的其余 4 指叩托住下颌骨的下缘，然后以两拇指按揉颊车，两手同时轻微地活动下颌。如有半脱位者，患者常可感到有轻微的弹跳感。若下颌骨向健侧偏歪，咬合关系异常者，则让患者正位，医生站其身后，一手掌大鱼际按在患侧颞部和髁状突处，另一手掌按在健侧下颌部，令患者做张口和闭口运动，同时医生两手相对用力挤按，调整其咬合关系（图 5-8）。

（3）理筋法：在患侧颞颌部用大鱼际擦法，以透热为度（图 5-9）。

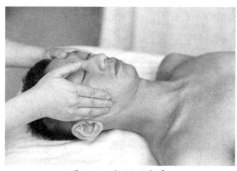

图 5-7　按揉面颊部

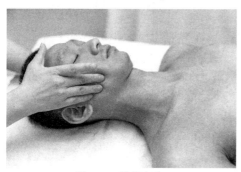

图 5-9　擦颞颌部

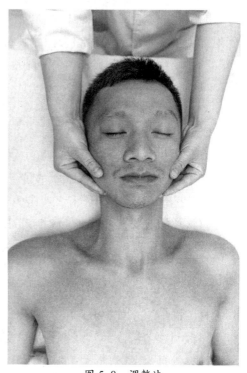

图 5-8　调整法

四、其他疗法

1.普通针刺：取下关、听宫、颊车、合谷等穴位。肝肾不足者加肝俞、肾俞补益肝肾；头晕加风池、太阳祛风醒脑；耳鸣加耳门、翳风止鸣复聪。针刺后施以平补平泻，得气后 5 分钟行针 1 次，1 天 1 次，10 次为 1 个疗程。

2.指针：取双侧下关、颊车、听宫、颧髎等穴位，用指端持续点压，患侧穴位稍加用力，每穴 1~2 分钟，间歇 3~5 分钟后再依次点压，每穴点压 3~5 遍，每周 2~3 次。

3.温针灸：取听会、听宫、下关。进针后以 1.5~2cm 长艾段置于针柄上灸之。初发病者每日 1 次，病程长者隔日 1 次。

4.耳针：选颌、面颊、肾上腺为主，耳鸣加内耳、颞，头面疼痛加颞、额。毫针浅刺，快速捻转，留针 20 分钟。或用王不留行籽贴压。

5. 电针：取下关、颊车，进针得气后行捻转泻法，再接电针仪，正极接颊车穴，负极接下关穴，用连续波强刺激 20~30 分钟。每周 2~3 次。

6. 封闭治疗：可用 0.25%~0.5% 普鲁卡因 3~5ml 做翼外肌封闭。穿刺点在乙状切迹中点，垂直进针，深度为 2.5~3cm，回抽无血时注药。常用于张口过大的患者。

7. 针刀治疗：取颞下颌关节、耳前、下颌角，同第 2 颈椎横突尖为治疗点，局麻后用针刀松解，一般 1 次即可，如未痊愈可 1 周后再做 1 次。

五、预防调护

调节生活节奏和秩序，保持心情舒畅，注意保护下颌关节，勿大张口，避免咬嚼生冷坚硬的食物，防止突然用力咀嚼，尽量吃软食，以免加重关节的负担；冬季时注意面部防寒保暖；应避免张口时间太长。

按语：推拿对于颞颌关节紊乱症早期疗效较为理想，如有骨性改变，推拿疗效欠佳者，应转科治疗。对积极治疗无效者，则应高度警惕口腔及耳部的恶性肿瘤。